DU

COALTAR SAPONINÉ

DÉSINFECTANT ÉNERGIQUE, ARRÊTANT LES FERMENTATIONS.

DE SES APPLICATIONS

A L'HYGIÈNE, A LA THÉRAPEUTIQUE, A L'HISTOIRE NATURELLE

Par Jules LEMAIRE 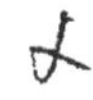

Docteur en médecine, ex-pharmacien interne des Hôpitaux civils de Paris
Chevalier de l'Ordre d'Isabelle-la-Catholique
Membre de la Société des Sciences médicales de Paris
De la Société médico-chirurgicale
De la Société d'Emulation pour les Sciences pharmaceutiques.

PRIX : **2 FRANCS.**

PARIS

LIBRAIRIE DE GERMER BAILLIÈRE,
Rue de l'Ecole-de-Médecine, 17.

1860

AVANT-PROPOS.

En 1850, M. Ferd. Le Beuf, pharmacien de première classe, de Bayonne, a présenté à l'Académie des sciences un mémoire sur la Saponine, dans lequel il a constaté ce fait important, savoir : que toutes les substances insolubles dans l'eau et solubles dans l'alcool peuvent, lorsqu'on ajoute de la Saponine à leur soluté alcoolique, se diviser à l'infini dans l'eau et former des émulsions stables. Ce fait ne fut pas mis à profit par la pharmacie. On peut dire même qu'il a été oublié.

L'été dernier, au moment où les académies retentissaient des merveilleux effets désinfectants du Coaltar, M. Ferd. Le Beuf me parla de son travail, me proposa d'étudier les propriétés de ses diverses préparations et de déterminer les applications qu'on en pourrait faire. J'acceptai. Ainsi, à M. Ferd. Le Beuf la découverte du moyen, et à moi son étude, ses applications, etc.

Je fis le premier essai du Coaltar saponiné au mois d'août dernier sur une malade atteinte d'une plaie gangréneuse dont je rapporterai l'observation plus loin. L'action désinfectante a été complète et si prompte, que j'en informai presque immédiatement M. Le Beuf par une lettre dans laquelle je lui racontais ce que j'avais vu. Ce pharmacien, enthousiasmé de ce résultat, m'envoya une note dans laquelle il rapporta ce que je lui avais dit dans ma lettre, et me pria de la communiquer en son nom et au mien à l'Académie impériale de médecine ; ce que je fis le 8 septembre. Elle était intitulée : *Note sur les propriétés de la teinture alcoolique de Saponine, comme intermède pour émulsionner les substances insolubles dans l'eau et solubles dans l'alcool ; et sur l'émulsion de Coaltar saponiné pour panser les plaies gangréneuses et autres de mauvaise nature.*

Je continuai à étudier ce médicament avec soin, parce que je reconnus tout de suite qu'il ne s'agissait pas d'un moyen ordinaire. La première note étant bien insuffisante, j'en adressai une seconde explicative, le 20 septembre à l'Académie de médecine, au nom de M. Le Beuf et au mien. Dans cette note je précisai les points que j'avais observés et je fis pressentir les avantages que la chirurgie pourrait en obtenir. Je me mis à l'œuvre avec ardeur ; j'instituai une série d'expériences pour étudier d'une manière aussi complète que possible le Coaltar saponiné.

J'invitai un assez grand nombre de mes confrères à étudier ce médicament. M. Le Beuf, de son côté, fit quelques expériences, pria aussi plusieurs médecins de l'étudier et me fit parvenir leurs résultats encourageants.

Dans une note sommaire que mon ami le docteur Gratiolet communiqua, le 10 mars, à la Société philomatique [1], au nom de M. Le Beuf et au mien, j'indiquai les résultats de mes expériences et ceux de quelques-uns de mes confrères. Le 25 mai, je lus à la Société des sciences médicales un résumé des faits que j'avais observés ; enfin mon mémoire étant complétement terminé, j'en lus le résumé à l'Académie des sciences le 25 juin.

Aujourd'hui qu'un grand nombre de faits me permettent de dire ce qu'est le Coaltar saponiné ; que je puis préciser ses effets, démontrer son mode d'action, indiquer les conséquences qu'on en peut déduire, je viens soumettre à l'appréciation des savants les résultats de mes recherches et l'interprétation que je leur donne. Ce sera un bonheur pour moi s'ils m'encouragent, et un bien plus grand s'ils m'approuvent.

Qu'il me soit permis d'adresser des remercîments sincères à mes confrères qui ont bien voulu m'aider dans ce travail par les essais qu'ils ont faits,

[1] Voyez journal *l'Institut*, 4 avril.

et, en particulier, à M. Le Beuf, pour la libéralité dont il a fait preuve en mettant à ma disposition plus de deux cents litres de Coaltar saponiné. Il a encore rehaussé ce désintéressement en écrivant à l'Académie impériale de médecine qu'il abandonnait sans réserve sa formule à la publicité. Il n'y a qu'un ami de la science capable d'un pareil sacrifice. L'histoire de la médecine lui en tiendra compte, parce que, je n'en doute pas, le Coaltar saponiné occupera une place importante dans la matière médicale.

Paris, 25 juin 1860.

COALTAR SAPONINÉ.

Il y a quelques années, le Coaltar était un embarras pour les usines à gaz, et, comme tel, rejeté avec les immondices. Les travaux de chimistes éminents, surtout ceux de Laurent, et des expériences sur la désinfection, ont déjà appris les services qu'il pouvait rendre. Le travail que je publie aujourd'hui va, je l'espère, encore augmenter son importance.

La forme nouvelle donnée à cette substance par M. Le Beuf permettra d'en faire de nombreuses et importantes applications. L'hygiène, la thérapeutique, l'histoire naturelle, pourront l'utiliser très-avantageusement. Les faits nombreux que j'ai observés, les conséquences que j'en ai déduites, non-seulement feront avancer son histoire, mais ils pourront aussi servir à éclairer plusieurs points encore obscurs de la science.

Les propriétés physiques du goudron minéral ont été la cause principale du peu d'application qui en ont été faites. Cette substance poisseuse, insoluble dans l'eau, qui tache et salit tout ce qui la touche, est d'un maniement difficile. Plusieurs mélanges, destinés à en faire des poudres grossières, ont permis cependant d'en faire quelques applications. La terre, la marne, la poudrette, le sulfate de fer, la farine de lin, celle de blé, le sable et le plâtre ont été employés dans ce but. Pour quelques-unes de ces substances ; on comptait en même temps sur leur action pour augmenter son pouvoir désinfectant.

La propriété antiseptique du goudron minéral a été reconnue dès 1815 par Chaumette. En 1833, M. Guibourt, et en 1837, M. Siret, ont signalé sa propriété désinfectante. En 1844, un de nos confrères, le docteur Bayard, a été couronné par la Société d'encouragement, pour sa poudre composée de Coaltar, de sulfate de fer, d'argile et de plâtre, dont il faisait des applications à la désinfection. M. Corne, d'après M. Velpeau, prit un brevet, dès 1858, pour un mélange fait en quantité précise de plâtre et de goudron minéral. Jusqu'en 1859, ces différents mélanges n'ont été appliqués qu'à la désinfection et à la solidification des matières animales, pour les convertir en engrais. M. Demaux paraît avoir eu le premier la pensée d'appliquer la poudre de M. Corne aux pansements des plaies fétides. Ce mélange, qui jouit sans conteste de propriétés désinfectantes, est d'un emploi difficile comme toutes les autres poudres qui contiennent du Coaltar. Son application ne peut être faite avec facilité qu'aux plaies superficielles ; celles qui sont anfractueuses ou fistuleuses, les suppurations et les sécrétions fétides des cavités naturelles, présentent des obstacles à son emploi. L'introduction de cette poudre dans ces diverses cavités peut même avoir des inconvénients sérieux. M. Bonnafont et d'autres médecins en ont signalé plusieurs autres. M. Velpeau [1] les a résumés de la manière suivante :

1° De salir le linge des malades ;

2° De durcir et de peser sur les plaies ou autour des plaies ;

----

[1] Rapport sur divers moyens désinfectants. Académie des sciences, 6 février 1860.

3° De donner aux compresses dont on se sert pour les cataplasmes une couleur rousse ou jaune très-tenace;

4° D'avoir besoin d'être renouvelé souvent;

5° En détruisant l'odeur putride, de conserver une odeur bitumineuse que tout le monde n'aime pas.

J'ajouterai, avec M. Bonnafont, la solidification du plâtre, qui empêche l'écoulement du pus; enfin, l'inconvénient d'une poudre pour les pansements, ce qui demande beaucoup de temps pour l'enlever des surfaces des plaies.

J'en signalerai encore d'autres un peu plus loin.

Tous ces reproches en ont fait abandonner l'emploi par un grand nombre de médecins. Ce serait donc un progrès que de substituer à ces mélanges une forme liquide, ayant l'eau pour véhicule et exempte de tous ces inconvénients. C'est le but de ce travail.

Voici, d'après M. Le Beuf, les formules et le mode de préparation du Coaltar saponiné :

Teinture alcoolique de Saponine.

Pr. Ecorces de quillaya saponaria. . . . 2 kil.
Alcool à 90°. . . . . 8 litres.
Chauffez jusqu'à ébullition et filtrez.

C'est cette préparation que M. Le Beuf désigne depuis longtemps sous le nom de teinture de Saponine. Je ferai remarquer que cette teinture n'est en réalité que de la teinture de quillaya, dont la substance principalement agissante est la Saponine, mais elle contient quelques autres principes en dissolution. J'y ai constaté la présence du tannin. Pour éviter la confusion dans les choses, il faut l'éviter dans les mots.

Cette observation n'est pas sans utilité pratique.

Teinture de Coaltar saponiné.

Pr. Goudron de houille. . . . . . 4,000 gr.
  Teinture alcoolique de saponine 2,400 gr.
   Faites digérer dans l'eau tiède pendant huit jours
  en remuant de temps en temps, et filtrez.

C'est cette teinture qui sert à préparer l'émulsion dont je donnerai la formule dans un instant.

Teinture de Coaltar saponiné saturée.

Pr. Coaltar. . . . . 2,000 gr.
  Teinture de Saponine. . . . . 2,400 gr.
   Opérez comme pour la précédente.

Cette préparation contient plus de goudron que la précédente. Cette teinture s'émulsionne bien dans l'eau. Mais l'émulsion se sépare. Elle est destinée aux injections anatomiques et aux embaumements. Dans les cas où une action désinfectante puissante serait nécessaire, on pourrait l'employer de préférence à la précédente. Mais pour toutes les applications dont nous allons bientôt parler, c'est la première qui a servi à préparer l'émulsion.

En remplaçant l'alcool dans la teinture de Saponine par le vinaigre ou, par économie, par l'acide pyroligneux, on obtient une préparation d'un prix peu élevé, s'émulsionnant très-bien dans l'eau, et que j'ai employée plusieurs fois comme désinfectant avec succès.

Pour les pansements des plaies, M. Le Beuf prépare un cérat qui peut être employé avec avantage en même temps que l'émulsion ; c'est le cérat de Galien, dans lequel l'eau de Roses est remplacée par l'émulsion de Coaltar saponiné au cinquième.

Emulsion de Coaltar saponiné.

Pr. Teinture de Coaltar saponiné. . 1 partie.
Eau de fontaine. . . . . . . 4 parties.
Mêlez.

Il suffit d'agiter ce mélange pour obtenir une émulsion stable [1]. C'est cette préparation que M. Le Beuf appelle émulsion au cinquième ou émulsion mère. En y ajoutant de l'eau on peut faire des émulsions au dixième, au vingtième, etc., selon les besoins.

L'émulsion au cinquième est d'un jaune verdâtre sale ; son odeur rappelle celle de l'acide phénique et du Coaltar, mais bien adoucie. Elle est douce au toucher et miscible en toutes proportions avec l'eau. J'ai ajouté mille parties d'eau à une de teinture ; j'ai obtenu une émulsion stable. J'ai encore ajouté de l'eau à cette émulsion au millième, et le goudron est resté suspendu. Puisque la dissolution d'un corps n'est autre chose qu'une division extrême de ces molécules dans le liquide dissolvant, une semblable division des éléments du goudron dans l'eau, à l'aide de la Saponine, peut être considérée comme une dissolution. On comprend tout de suite combien il est facile de se servir d'une semblable préparation. Il n'est aucune partie du corps, ni aucun objet qu'on ne puisse atteindre avec elle. Des lotions, des injections, des irrigations, des compresses, tout est possible.

Ce perfectionnement obtenu, il s'agissait de savoir si cette préparation conservait les propriétés du goudron. Aujourd'hui, je puis résoudre cette question. Je dois à M. Detraux, pharmacien distingué, une analyse qualitative qu'il a bien

---

[1] Si la teinture alcoolique de Coaltar ne contenait pas de Saponine, son mélange avec l'eau précipiterait sous forme de magma les principes qu'elle tient en dissolution.

voulu faire de la teinture de Coaltar. La voici telle qu'il a eu
l'obligeance de me la remettre.

« La teinture de Coaltar saponiné contient principalement
« de la benzine, de la naphtaline, de l'acide phénique, de
« l'aniline ; divers hydrocarbures huileux analogues à la
« benzine y sont aussi dissous, mais en très-petite proportion,
« toluène, cumène. On y trouve aussi un peu d'ammonia-
« que et du charbon très-divisé que les filtres ne retien-
« nent pas. Il est facile de reconnaître la présence de tous
« ces corps au moyen de distillations fractionnées. La tein-
« ture est distillée dans une cornue de verre au bain-marie
« pour séparer l'alcool. La liqueur alcoolique renferme une
« assez grande quantité de naphtaline que l'on précipite
« par l'eau. A la partie supérieure du vase, on trouve une
« huile volatile légère qui renferme la benzine et d'autres
« hydrocarbures. Cette huile, agitée successivement avec
« de l'acide sulfurique faible, avec de l'eau et de la potasse
« étendue, a été distillée au bain-marie à 80°. Nous avons
« facilement constaté la présence de la benzine en suivant
« le procédé décrit par Gerhardt [1], qui consiste à transfor-
« mer la benzine d'abord en nitro-benzine, au moyen de
« l'acide nitrique, puis en aniline au moyen de l'hydrogène
« naissant. On reconnaît alors ce dernier corps à la colora-
« tion violette produite au moyen de l'hypochlorite de
« chaux. La température a été portée entre 170 et 180°, au
« moyen du bain de sable. Un liquide dense et huileux n'a
« pas tardé à distiller. C'est dans cette portion d'huile volatile
« que nous avons constaté la présence de l'acide phénique,
« de la naphtaline et de l'aniline. En élevant encore la
« température, nous avons obtenu de la naphtaline qui se
« condensait dans le col de la cornue. Le résidu de l'opé-

____
[1] Gerhardt, t. III, § 1338.

« ration est un brai sec et cassant qui se transforme par la
« calcination en un charbon léger et poreux [1]. »

L'alcool, comme on le voit par cette analyse intéressante,
sépare du goudron ses principes actifs. M. Detraux a été
plus loin, en faisant agir une nouvelle quantité d'alcool sur
le résidu de la première digestion, il n'est plus rien resté des
principes solubles du Coaltar employé ; tout avait été dissous.
Ce dissolvant et la Saponine y ajoutent d'autres propriétés.

On connaît l'action de l'alcool étendu sur les plaies et ses
propriétés conservatrices. La Saponine jouit de la propriété
de dissoudre les matières grasses et de nettoyer les étoffes.
Elle agit aussi d'une manière très-remarquable sur la peau, à
laquelle elle donne de la souplesse et de la fraîcheur, et devient ainsi un auxiliaire puissant dans les applications nombreuses qu'on en peut faire. Dans le pansement des plaies,
comme nous le dirons plus loin, on obtient des effets remarquables où la Saponine et le goudron manifestent leurs propriétés. Ces différents effets ne pourraient pas être obtenus
avec le goudron, ni avec un des corps qui le composent.

L'acide phénique, qui agit avec énergie comme désinfectant, exerce une action très-vive sur les tissus, qui équivaut
à une brûlure.

La benzine est irritante ; mais la naphtaline, dont l'action
est beaucoup plus douce, qui paraît jouir de propriétés
sédatives, tempère ou plutôt modifie, peut-être par un
arrangement particulier de ses molécules, l'impression de
l'acide phénique et de la benzine. Ces propriétés, jointes à
l'effet adoucissant de la Saponine, font du médicament de
M. Le Beuf un composé spécial. Ce n'est pas seulement du

---

[1] La composition variable du Coaltar m'a fait donner à M. Le Beuf le conseil de doser les éléments qui entrent dans sa préparation, et de la préparer
directement avec eux pour donner aux médecins un composé toujours le
même.

goudron, dont l'emploi est rendu très-facile, c'est un composé qui doit à ses composants de nouvelles propriétés.

Je diviserai ce travail en quatre parties, savoir :

1°. Applications à l'hygiène ;

2° A la thérapeutique ;

3° A l'histoire naturelle ;

4° Enfin dans une série d'expériences, j'étudie comparativement les effets du Coaltar saponiné et de ses composants, pour arriver à déterminer et à expliquer son mode d'action.

§. — APPLICATIONS A L'HYGIÈNE.

Le savant rapporteur de l'Académie des sciences dit au commencement de son travail (*loc. cit.*) :

« La question des désinfectants est d'un intérêt si géné-
« ral au point de vue de l'hygiène publique, de la thérapeu-
« tique et de l'agronomie, qu'elle ne peut point être rap-
« pelée au sein des académies sans exciter sur-le-champ
« l'attention de la chimie, de la médecine et même de l'in-
« dustrie. »

En effet, il n'existe pas de question qui touche à plus d'intérêts àla fois. La santé publique et une foule d'industries réclament à chaque instant leur application. En faisant des expériences dans plusieurs établissements industriels, je me suis assuré combien il reste à faire sur ce point.

Les nombreux désinfectants qui ont été proposés dans ces derniers temps prouvent que ceux qui sont connus sont insuffisants. Les propriétés chimiques des uns, comme le chlorure de zinc, l'hypochlorite de chaux, le sulfate de fer, les acides, le chlore, etc., en modifiant les liquides ou en altérant les matières avec lesquelles on les met en contact, font qu'ils ne peuvent recevoir qu'une application limitée. Le charbon et les différents mélanges de goudron qui ne sont pas solubles dans l'eau, ni même miscibles à ce liquide, salissent par leur contact les objets qu'ils sont appelés à désinfecter ou à protéger contre la fermentation putride. Plusieurs de ceux qui sont le plus employés, tels que le chlore, l'acide hydrochlorique, les hypochlorites, etc., dégagent des odeurs nuisibles et même dangereuses à respirer.

Le Coaltar saponiné est exempt de ces inconvénients. Il n'exerce aucune action chimique nuisible sur les machines, ni sur un grand nombre d'objets qui reçoivent son contact.

Il a de plus un autre avantage, c'est de répandre des émanations bienfaisantes. Partout où il existe de mauvaises odeurs, qu'elles siégent sur le corps de l'homme ou des animaux; qu'elles existent dans les habitations ou dans les ateliers, il peut être employé sans présenter le moindre danger. Cette innocuité en rehausse encore l'importance.

Dans les hôpitaux, les applications peuvent en être nombreuses et variées.

Les matières fécales sont désinfectées à l'instant par l'émulsion même étendue au cinquantième.

Les malades qui ont des selles involontaires, dont le corps reste imprégné d'odeur fétide, malgré les soins de propreté dont on les entoure, seront débarrassés instantanément de cette mauvaise odeur par une simple lotion. Dans les maladies infectieuses, on sait l'importance que les médecins attachent aux émanations dangereuses des fèces. Un peu d'émulsion placé dans les vases suffira pour conjurer tout danger. L'urine dans laquelle on met de l'émulsion ne fermente pas. Une lotion faite avec l'émulsion au cinquième sur le bois des chaises percées ou de tout autre objet imprégné d'odeur fétide et repoussante, suffit pour la faire disparaître. Toutes ces applications, en détruisant la mauvaise odeur, deviendront un moyen préventif de premier ordre. Nous verrons plus loin qu'à l'hôpital de Bayonne on a constaté la disparition des miasmes putrides depuis qu'on l'emploie aux pansements des plaies.

Si nous quittons les salles d'hôpital pour entrer dans nos habitations, dans les abattoirs, dans les ateliers, en un mot, dans tous les lieux où des matières animales ou végétales entrent en putréfaction, l'émulsion de Coaltar saponiné viendra encore conjurer ces dangers pour la santé publique. Il suffit d'en verser un peu dans les conduits qui servent à l'écoulement des eaux ménagères, pour faire disparaître leur mauvaise odeur. En plaçant un peu de cette émulsion d'avance dans les vases qui contiennent des dissolutions de matières organiques, on prévient leur fermentation. Si ces matières sont atteintes par la fermentation putride, une plus grande quantité enlève la mauvaise odeur et prévient leur décomposition ultérieure. Les débris d'animaux imprégnés de ce médicament se conservent, et ceux qui sont putréfiés perdent leur mauvaise odeur et se conservent aussi sans altération.

Dans les fabriques de colle forte ou autres colles animales, ce liquide pourra rendre de grands services.

II. — APPLICATIONS A LA THÉRAPEUTIQUE.

Des applications déjà nombreuses du Coaltar saponiné ont été faites à la thérapeutique. Les expériences qui ont eu lieu dans les hôpitaux de Paris et des départements, à l'école vétérinaire d'Alfort, en Espagne et en Belgique, m'autorisent à dire que cette préparation occupera une place importante dans la matière médicale. Les observations nombreuses que je vais rapporter le démontreront surabondamment.

C'est pour moi un véritable bonheur de voir confirmer, par un grand nombre de mes confrères, presque tous princes de la science, les faits importants que j'ai signalés, dans ma note à l'Académie impériale de médecine. Le rapport (*loc. cit.*) de mon savant et honoré maître, M. Velpeau, m'a attristé, mais point découragé. Je me suis mis à l'œuvre avec une nouvelle énergie, dans l'espoir de démontrer la vérité de mes assertions. Nous allons bientôt voir si je m'étais trompé.

Avant de rapporter toutes les observations que j'ai pu recueillir, je vais faire un rapprochement entre la poudre de MM. Corne et Demaux et la préparation de M. Le Beuf; puis je comparerai ces deux médicaments. J'ai déjà signalé un assez grand nombre d'inconvénients reconnus par plusieurs médecins distingués, au mélange de plâtre et de Coaltar. D'autres reproches peuvent encore lui être faits. Le goudron, qu'il soit mélangé avec des poudres inertes ou avec le plâtre; qu'il soit mélangé avec des corps gras ou qu'on l'applique sous forme de cataplasme, ne peut agir qu'à la surface des plaies. La composition aqueuse du pus est l'obstacle principal à son action sur les tissus, à cause de son insolubilité dans l'eau. Le pus ne peut pas être pénétré par lui. Les bons effets qu'on a signalés doivent être rapportés à ses émanations et non au goudron lui-même, agissant sur les tissus. D'un autre côté, la poudre ne contient qu'une faible quantité de Coaltar, 2 à 4 pour 100 ; la grande quantité qu'il en absorbe pour revêtir une forme pulvérulente grossière en est la cause.

2

L'émulsion, au contraire, contient 20 pour 100 des principes actifs du goudron. Elle se mélange avec tous les produits de sécrétion morbides, pénètre les tissus et permet au Coaltar d'agir avec toute sa puissance. Puis, comme je l'ai déjà dit, la Saponine et l'alcool y ajoutent leurs propriétés. Par la saponine les tissus vivants sont nettoyés et détergés avec une innocente énergie ; par les principes actifs du goudron, elle désinfecte instantanément les sécrétions les plus fétides des muqueuses enflammées et des surfaces suppurantes ; enfin elle exerce sur les tissus malades une action médicatrice puissante, ramène les sécrétions dans les limites de l'état normal et aide puissamment au travail réparateur des plaies.

Dans un cas, la formation du pus a été arrêtée et reproduite à volonté, en cessant ou en continuant l'application de l'émulsion. Que de différences en faveur du Coaltar saponiné !

Le mode d'emploi est aussi simple et aussi facile que celui de l'eau. C'est au médecin à juger si une lotion, une injection, etc., sont nécessaires. La plaie nettoyée avec ce liquide est recouverte d'un linge fenêtré enduit de cérat, celui de Coaltar saponiné, dont j'ai donné la formule de préférence. On peut même se passer de cérat. Le linge est à son tour recouvert d'un gros plumasseau de charpie imbibée d'émulsion. Un ou deux pansements sont faits dans les 24 heures.

Les effets que l'on observe immédiatement après son application sont les suivants :

1° Désinfection de la plaie ; substitution de l'odeur de l'émulsion, qui est moins désagréable que celle du goudron ;

2° La plaie prend un aspect rosé ; ce résultat est si prompt ;

dans certains cas, que je l'ai comparé à l'action d'un acide sur le papier de tournesol ;

3° Les enduits pultacés et les lambeaux mortifiés se détachent avec plus de facilité qu'avec les moyens ordinaires de pansement ;

4° Ce n'est que par exception que l'émulsion, même au cinquième, détermine de la douleur. Dans la majorité des cas que je rapporte, les malades ont plutôt éprouvé du bien-être immédiatement après son emploi.

Lorsque cette action exceptionnelle se présentera, on pourra l'atténuer et même la faire disparaître, en ajoutant de l'eau à ce médicament.

OBSERVATIONS.

—

Je ne classerai pas ces observations, je conviens que c'eût été plus méthodique, mais j'aurais détruit l'originalité de chaque communication qui m'a été faite. Je commencerai par les miennes et donnerai successivement toutes celles qui me sont parvenues.

PREMIÈRE OBSERVATION.

Plaie gangréneuse. Arrêt à volonté de la formation du pus. Guérison rapide.

Madame L., âgée de 65 ans, obèse, malade depuis deux mois, a eu successivement à l'épaule droite un érysipèle phlegmoneux, ayant l'aspect d'un énorme anthrax, et sur le tronc trois anthrax du volume d'une pêche.

L'érysipèle a exigé six larges ouvertures en avant et en arrière de l'épaule pour guérir. Sa suppuration a été très-abondante.

Le 20 août, la malade avait un gonflement considérable de tout le membre abdominal gauche et peu de fièvre. L'odeur propre à la gangrène était perçue dans la pièce voisine de la chambre de la malade. Les assistants n'avaient vu aucune plaie sur son corps. Le ventre de cette dame tombait sur ses cuisses et la peau de ces deux parties en contact donnait souvent lieu à de l'intertrigo. Examen fait, je découvris au pli de l'aine une plaie gangréneuse de quatre à cinq centimètres de long sur deux centimètres de large et au moins quatre centimètres de profondeur. Un décollement de peau de quinze centimètres, qui suivait la direction de l'arcade crurale, donnait une assez grande étendue à cette lésion. Un pus sanieux, fétide, s'en écoulait en abondance. Je détachai avec les ciseaux toutes les parties mortifiées. La plaie mise à découvert avait un aspect grisâtre. Je me servis des liquides que j'avais sous la main, de l'infusion de fleurs de sureau et du vin aromatique, pour faire le premier pansement.

Le 24, la plaie était dans le même état et l'odeur propre à la gangrène très-prononcée. Je fis avec de la charpie et des pinces à pansement une sorte de gros pinceau que j'imprégnai à plusieurs reprise d'émulsion au cinquième. Je le promenai dans toutes les directions de la plaie. Sous l'influence de ce liquide, les tissus prirent, au moment même, une couleur rose vif et l'odeur fut détruite instantanément et ne reparut plus. La malade, interrogée sur l'effet qu'elle en ressentait, me dit que non-seulement ce liquide ne déterminait pas la moindre douleur, mais qu'elle éprouvait du bien-être de son application. La plaie fut recouverte d'un linge fenêtré, enduit de cérat, lequel fut recouvert à son tour d'un plumasseau de charpie imbibé d'émulsion au cinquième ; un seul pansement fut fait dans les vingt-quatre heures. Pour les pansements suivants, je me servis d'une seringue pour nettoyer la plaie. Le traitement général était approprié à l'état de la malade. Après quelques jours d'emploi de ce médicament, je fus frappé, non-seulement par l'aspect rose vif de la plaie, dont le travail réparateur marchait rapidement, mais aussi par l'état du pus. Ce liquide était presque transparent, ressemblant à de la sérosité d'un vésicatoire qui n'a pas encore subi le contact de l'air et très-adhésif. Je me demandai si ce médicament ne modifiait pas la sécrétion du pus. Pour m'en assurer, je suspendis l'emploi de l'émulsion pendant trois jours, et ne fis qu'un pansement avec du cérat de Galien. A chaque pansement, une lotion avec l'eau de guimauve était faite. Le premier jour, je trouvai le liquide sécrété un peu laiteux, en petite quantité; le second jour, il était plus abondant et un peu plus épais, et le troisième jour il y avait bien trente grammes de ce liquide crémeux, en un mot, c'était du pus louable, de bonne nature, ayant déjà une légère odeur.

L'expérience me parut suffisante, et l'émulsion fut appliquée comme précédemment. Un seul pansement a suffi pour que le pus fût remplacé par le liquide séreux, filant, dont j'ai déjà parlé. Plus de doute pour moi, l'émulsion modifiait l'état du pus. Ce fait me frappa, mais je n'en compris pas de suite toute la signification. Nous verrons plus loin que la transformation du sérum en pus est le fait de l'intervention de l'air, et que je l'explique par une fermentation. Après vingt-deux jours de pansement avec l'émulsion, ce grand décollement de peau et toute cette lésion étaient guéris.

Cette malade, qui a présenté une série d'inflammations de mauvaise nature, m'a permis de constater un autre fait, signalé par mon honoré et regretté maitre, M. Lenoir, sur la coïncidence de la présence du sucre dans l'urine chez les malades atteints d'anthrax. L'urine de cette malade traitée par la potasse caustique et par la liqueur de Barreswill présentait tous les caractères du glucose. Cette affection conduisit cette malade au tombeau quatre mois après l'affection qui fait l'objet de cette observation.

Résumé de l'action de l'émulsion :

1º Désinfection instantanée ;
2º Point de douleur ;
3º Animation de la plaie ;
4º Formation du pus arrêtée et reproduite à volonté ;
5º Guérison rapide.

DEUXIÈME OBSERVATION.

Plaie ayant succédé à deux anthrax. Odeur fétide.

P..., deux mois et demi en nourrice à Montreuil : Cet enfant dont la mère est morte d'une fièvre puerpuérale, a présenté, quelques jours après sa naissance, sur l'abdomen au niveau de l'ombilic, deux petits anthrax qui, après leur suppuration, ont formé deux ulcérations qui se sont réunies et qui ont toujours marché en s'agrandissant. Divers pansements avaient été faits avec du vin aromatique, des lotions avec de la décoction de feuilles de noyer, avec le quinquina et avec la pommade à la céruse, sans succès.

Le 17 septembre, cette lésion avait une forme ovalaire de 6 centimètres de diamètre, d'un aspect gris très-foncé et exhalait une odeur infecte qui incommodait la nourrice. Cet enfant avait beaucoup maigri et pleurait jour et nuit. Cette femme voulait le rendre à son père, parce qu'elle craignait de gagner sa maladie.

Une lotion faite sur cette plaie avec l'émulsion au cinquième fit disparaître instantanément la mauvaise odeur. Après le premier pansement, l'enfant a dormi plusieurs heures. On continua les pansements deux fois par jour (lotion, linge fenêtré, charpie imbibée d'émulsion). Je revis ce petit malade quatre jours après, la détersion de la plaie était presque complète. Des bourgeons charnus s'élevaient de tous ces points, on ne voyait plus que çà et là quelques points grisâtres. Sa figure exprimait une amélioration dans son état. Cet enfant, qui n'avait plus de sommeil depuis quinze jours, dormait presque constamment; ce résultat était tel que la nourrice croyait que le médicament était calmant. Dans la crainte qu'il en fût ainsi, elle en avait suspendu l'emploi la veille, sachant que je le visiterais le lendemain. Quinze jours après la première application, cette plaie était complétement guérie.

Les résultats sur ce petit malade ont été les suivants :

1° Désinfection instantanée ;

2° Sommeil rendu immédiatement après son application ;

3° Détersion de la plaie ;

4° Cicatrisation prompte.

TROISIÈME OBSERVATION.

Ulcères de la jambe ayant succédé à une inflammation de nature suspecte.

V..., 42 ans, maître serrurier, atteint depuis six mois à la jambe gauche, à la partie moyenne et antérieure, d'une plaie de six centimètres de diamètre et d'une autre lésion de même nature au-dessus de la malléole externe, un peu moins large que la précédente et ayant un centimètre de profondeur. Ce malade avait employé depuis six mois un assez grand nombre de médicaments sans résultats satisfaisants : des pommades, entre autres celle d'une empirique, madame Gabory, du vin aromatique, des bains sulfureux. Il a été amené à employer le Coaltar saponiné, parce qu'il avait entendu parler des effets que j'en avais obtenu, par un de ses parents employé chez le pharmacien dépositaire de M. Le Beuf. Quand il a commencé à s'en servir, il souffrait beaucoup, n'avait point de sommeil, éprouvait un malaise général et n'avait plus d'appétit. Depuis trois semaines, il avait suspendu son travail. La station était tellement douloureuse que, pour passer de sa chambre dans son atelier, ses ouvriers étaient obligés de le porter.

Le premier pansement a apporté du soulagement et enlevé l'odeur de la plaie, qui n'était pas très-fétide. Au second pansement la suppuration était arrêtée

C'est le malade qui m'a donné tous ces détails, n'étant pas son médecin. Je l'ai vu pour mon instruction ; aucun autre médecin ne le dirigeait à ce moment.

Le 7 novembre, jour de ma visite, trois semaines après la première application, une des plaies était guérie et la seconde presque entièrement cicatrisée. Il me témoigna toute la satisfaction qu'il avait d'avoir employé un aussi bon médicament. Ce malade avait repris ses occupations depuis quinze jours.

J'ai su depuis que de nouvelles ulcérations se manifestèrent et que plusieurs médecins consultés les attribuèrent à la syphilis.

Cette observation, que je donne telle que j'ai pu la prendre, n'est pas moins intéressante, parce qu'elle confirme ce que j'avais constaté sur les deux malades précédents, savoir :

1° Modification rapide dans la formation du pus ;

2° Soulagement immédiat ;

3° Influence favorable pour la cicatrisation.

QUATRIÈME OBSERVATION.

Anthrax volumineux. Emploi comparatif de l'eau alcoolisée, de l'eau alcoolisée saponinée et de l'émulsion de Coaltar.

L..., 41 ans, concierge, fut atteint à la région dorsale d'un anthrax très-volumineux. Le 27 janvier, la peau était mortifiée sur plusieurs points et le gonflement étendu. Je fis une incision cruciale d'environ douze centimètres de long de chaque côté. Des cataplasmes de farine de lin furent appliqués jusqu'au 5 février. Le pus avait peu d'odeur, mais la peau s'était rétractée ; plusieurs points de ce tégument avaient été détruits par l'inflammation. Une assez grande perte de substance et une plaie qui n'avait pas moins de douze centimètres de diamètre étaient résulté de la marche envahissante de cet anthrax ; du tissu cellulaire et des aponévroses sphacélés, un gonflement assez considérable autour de la plaie; de la fièvre; altération prononcée de la face, tels étaient les caractères de cette plaie et les symptômes auxquels elle donnait naissance. Je fis cesser les cataplasmes, mais le gonflement que j'observais me faisait hésiter pour faire l'application de l'émulsion, dans la crainte d'arrêter trop vite la suppuration. A cette époque, je croyais encore que le Coaltar saponiné arrêtait la sécrétion du pus. Dans cette situation, pour juger de l'effet des composants de l'émulsion, je me décidai à panser le malade avec de l'eau alcoolisée au cinquième pendant trois jours. On faisait le pansement comme je le fais toujours avec le Coaltar (lotion, linge fenêtré, enduit de cérat et charpie imbibée du liquide sur ce linge). Pendant trois autres jours, le pansement fut fait avec de l'eau alcoolisée saponinée (teint. de Saponine, une partie ; eau, quatre parties). La plaie avait peu d'odeur.

L'eau alcoolisée donna un peu d'animation à la plaie ; celle qui était additionnée de teinture de Saponine produisit ce même effet excitant et de plus les lotions que l'on faisait avec ce liquide détergeaient la plaie. L'impression que produisirent ces deux médicaments fut une excitation peu prononcée. Le malade me dit: Ce n'est pas de la douleur que je ressens, c'est quelque chose qui ressemble à de la démangeaison. Point d'amélioration sensible dans l'état de la plaie, si ce n'est sa détersion.

Le 10, l'émulsion de Coaltar fut employée. Toujours préoccupé de son action sur la sécrétion du pus, je l'additionnai de cinq parties d'eau. Les pansements furent faits comme précédemment, deux par jour.

La première application fit disparaître le peu d'odeur qui existait et l'aspect de la plaie se modifia. Point de douleur. La nuit fut meilleure. Le lendemain, l'amélioration était plus grande. Le malade me dit que ce médicament lui faisait grand bien, que les douleurs qu'il ressentait dans la plaie, avant son emploi, avaient presque entièrement cessé. Des lambeaux de tissus mortifiés se détachaient à chaque pansement. Des bourgeons charnus apparaissaient sur plusieurs points. L'appétit et le sommeil revinrent comme en santé, et le 20 février la cicatrisation était complète. Il est vrai que depuis le début, près d'un mois s'était écoulé, mais ce grand désordre n'aurait certainement pas été réparé aussi vite par les moyens ordinaires.

Résumé :

1° L'eau alcoolisée au cinquième avive la plaie, mais ne la déterge pas ;

2° L'eau alcoolisée au cinquième saponinée avive les tissus et exerce une action détersive prononcée ;

3° L'émulsion de Coaltar au dixième change l'aspect de la plaie, soulage le malade et fait disparaître le peu d'odeur qui existait ;

4° Guérison plus rapide que par les moyens ordinaires.

CINQUIEME OBSERVATION.

Eczéma impétigineux des oreilles ; suppuration fétide.

B..., 4 ans, constitution lymphatique, est atteinte depuis un mois de kératite et de conjonctivite. Les oreilles devinrent malades en même temps.

Je vis cette enfant le 25 mars.

Les pavillons des oreilles et les conduits auditifs sont rouges, tuméfiés, présentent des vésicules et des pustules caractéristiques de cette affection. Quelques croûtes sèches, d'autres molles, recouvrent plusieurs points de ces organes. La maladie s'étend à la peau voisine de la face et du col. Quelques excoriations existent. Un liquide verdâtre, très-fétide, s'écoule des deux conduits auditifs et imprègne les cheveux. Ses parents se plaignent beaucoup de cette mauvaise odeur. Prescription. Traitement général approprié. Lotions et injections deux fois par jour avec l'émulsion étendue au quinzième. La mauvaise odeur disparut au premier pansement. L'enfant, qui pleurait chaque fois qu'il fallait toucher aux parties malades, ne parut pas souffrir plus qu'avec les eaux adoucissantes employées

avant par sa mère. Quarante-huit heures après l'application de l'é-
mulsion, l'état de ces parties n'était plus reconnaissable, tant l'amélioration était grande. Plus d'odeur, gonflement diminué ; croûtes
détachées, sécrétion presque tarie. Dix jours après la première application, guérison complète.

L'état des yeux s'est aussi amélioré. Il est vrai qu'on employait
en même temps que l'émulsion un collyre au sulfate de cuivre et un
traitement antiscrofuleux.

Résumé :

1° Désinfection immédiate ;

2° Point de douleur appréciable ;

3° Diminution très-prompte de la sécrétion et chute rapide des
croûtes ;

4° Guérison en dix jours.

SIXIÈME OBSERVATION.

Intertrigo des oreilles. Ulcérations de la peau. Sécrétion
purulente abondante.

R..., 5 mois, d'une bonne constitution, est depuis quelque temps
atteint d'intertrigo des oreilles. Limitée d'abord au plis des pavillons,
l'inflammation s'est étendue jusqu'à la peau du col, où je constatai
le 23 mai, de chaque côté, une ulcération de deux centimètres de
long, d'un de large et d'un millimètre de profondeur. La suppuration est abondante et offre une odeur assez prononcée. Traitement.
Lotions avec l'émulsion au vingtième. Disparition subite de l'odeur.
Guérison en dix jours. Cette observation nous permet de constater
que, même étendue au vingtième, l'émulsion de Coaltar désinfecte
et paraît jouir de l'action cicatrisante à un degré prononcé.

SEPTIÈME OBSERVATION.

Ozène. Odeur repoussante. Renvoi d'une Institution à cause
de cette maladie.

Mademoiselle M..., 14 ans, née à Paris. Lymphatique, sa santé a
été très-bonne pendant les trois premières années.

En 1849, on l'emmena en Gallicie, où elle contracta une fièvre
intermittente tierce qui dura deux ans.

En 1852, retour en **France**, fièvre typhoïde pour laquelle je lui ai donné des soins.

En 1854, à la suite d'une grande frayeur, chorée guérie rapidement par la strychnine et des douches froides.

En 1855, rougeole. Même année, eczéma envahissant les oreilles, le col et le cuir chevelu, un an de durée.

C'est depuis la disparition de l'eczéma que les premiers symptômes de l'ozène ont apparu. Au début, coryza, épistaxis pendant près de trois mois; ce n'est qu'après ces quatre-vingt-dix jours écoulés que l'odeur s'est manifestée. Elle est devenue de plus en plus intense; elle était arrivée à un tel degré qu'en 1859 les dames de Saint-Joseph, chez lesquelles cette pauvre enfant était en pension, furent obligées de la rendre à sa mère, parce qu'elle était un objet de dégoût pour ses maîtresses et ses compagnes, qui refusaient de jouer avec elle.

Le 22 septembre, je commençai le traitement. Le nez n'offrait point de vice de conformation. Il était gonflé surtout vers sa racine. L'inspection des fosses nasales ne révèle rien, si ce n'est une injection assez vive de la membrane muqueuse et du gonflement. La sécrétion verdâtre, d'une odeur repoussante, paraît venir de la partie supérieure ou ethmoïdienne; douleur persistante dans cette région. Une sonde de femme glissée sur la cloison est arrêtée à peu de distance de l'orifice des fosses nasales, où elle rencontre un gonflement marqué des deux côtés. La malade salit deux mouchoirs chaque jour pour recevoir la quantité d'humeur qui s'en écoule; des concrétions plus ou moins volumineuses et de consistance variable sont souvent rejetées. Des hémorrhagies fréquentes ont lieu des deux côtés, mais plus à droite. Elle ne perçoit pas les odeurs. Cette jeune fille maigrit; elle est pâle et la peau de la face est d'une couleur jaune verdâtre; son appétit est capricieux. Enfin, de temps en temps, à peu près tous les quinze jours, elle éprouvait quelques symptômes de fièvre. Tel était l'état dans lequel elle se trouvait le 22 septembre. Cette malade, qui habitait la banlieue, ne vint à ma consultation que tous les deux ou trois jours. La première application enleva presque entièrement la mauvaise odeur. Du 22 septembre au 1er novembre, vingt-trois applications furent faites à l'aide d'un pinceau de charpie effilée, préparé sur une tige métallique. Les premiers jours, il me fut impossible de parcourir les fosses nasales. Ce petit instrument fut arrêté à peu près à leur partie moyenne , mais, à la fin d'octobre, j'étais parvenu à les traverser à cette même partie. Ce passage était douloureux, et le médicament produisait une cuisson assez vive et un petit écoulement de sang. Celui-ci était évidemment le résultat du frottement du pinceau. La mauvaise saison et l'habitation éloignée firent suspendre le traitement. La disparition de la mauvaise odeur et la grande amélioration obtenue dans la sécrétion firent penser à la malade qu'elle guérirait seule. Les hémorrhagies avaient cessé. Je lui donnai de l'émulsion et lui conseillai d'en faire des aspirations deux fois par jour. Au mois de décembre, les règles parurent pour la première fois. Elle ne les revit que deux mois plus tard, et depuis ce moment ,elles ont été régulières. Sous l'influence de ce traitement, de préparations ferrugineuses et de gentiane, la santé générale était revenue dans de bonnes conditions : son teint était rosé et la peau avait une certaine fraîcheur. Ce n'est qu'au 1er mai que je revis la malade, qui venait de nouveau réclamer mes soins. La suspension des applications directes pendant près de six mois a fait perdre le bénéfice du premier traitement. L'odeur est aussi repoussante aujourd'hui qu'au 22 septembre, et l'écoulement à peu près aussi abondant et de même nature. Cette fois, grâce à mes conseils, le traitement sera suivi jusqu'à sa guérison. Depuis le 1er mai, j'ai fait une application tous les matins. Cette fois j'ai substitué au pinceau de charpie une éponge fine, effilée, que j'ai fixée à l'extrémité d'une baleine, à l'aide de la cire à cacheter. Ce moyen a un avantage, selon moi, sur les injections, c'est qu'on peut le promener dans les fosses nasales et que l'éponge forme une sorte de réservoir qui donne du liquide par la plus légère pression qu'on peut toujours obtenir en imprimant un mouvement de va-et-vient à la baleine.

La première application a fait, comme au premier traitement, disparaître la mauvaise odeur d'une manière à peu près complète. Dans les fosses nasales on ne voit pas les points malades ; on ne sait pas non plus si on les touche tous avec le médicament. Il n'y a donc rien d'extraordinaire qu'une légère odeur persiste.

Aujourd'hui, 25 juin. La sécrétion et l'odeur sont presque entièrement taries ; le pus est clair, un mouchoir peut servir trois et même quatre jours. La santé générale est excellente. J'espère qu'à la fin du mois la guérison sera complète.

En résumé :

1º Disparition de la mauvaise odeur ;

2º Diminution de la sécrétion purulente et du gonflement ;

3º Arrêt des hémorrhagies ;

4º Modification des qualités du pus ; .

5º Retour à la santé.

HUITIÈME OBSERVATION.

Engelures ulcérées. — Guérison rapide.

Un assez grand nombre d'applications de l'émulsion au cinquième ont été faites sur des malades atteints d'engelures ulcérées. M. Le Beuf, à Bayonne, l'a conseillée un assez grand nombre de fois avec le plus grand succès.

Pendant l'hiver rigoureux que nous venons de traverser, j'ai eu l'occasion de l'appliquer sur plusieurs malades. Comme cette affection reconnaît la même cause chez toutes les personnes qui en sont atteintes, je rapporterai seulement les résultats.

Vingt-quatre heures d'application de compresses imbibées d'émulsion au cinquième améliorent tellement les ulcérations, qu'on les croit guéries. Les tissus s'animent et les plaies se sèchent rapidement. C'est ce qui a fait dire à plusieurs malades que leurs engelures s'étaient guéries en vingt-quatre heures par l'emploi de ce moyen. Celles que j'ai soignées n'ont pas résisté plus de huit jours, par une température au-dessous de zéro.

On sait combien ces lésions sont longues à guérir pendant la gelée. On voit des malades conserver des engelures ulcérées pendant quatre et cinq mois par une température rigoureuse.

Une petite fille de neuf ans portait depuis deux mois des engelures profondément ulcérées aux orteils et aux talons des deux pieds. Cette pauvre enfant ne pouvait pas marcher sans souffrir beaucoup. Elle fut rendue à sa mère par sa maîtresse de pension, d'après le conseil du médecin de l'établissement, qui lui avait fait suivre un traitement sans succès. Je vis l'enfant au mois de février. Je rassurai sa mère désolée, en lui disant que dans quarante-huit heures sa fille serait presque guérie. Je la priai de m'écrire, après quarante-huit heures de traitement, l'état dans lequel seraient les plaies. Elle m'écrivit au moment fixé que ma promesse était réalisée, qu'il ne restait presque plus rien à cicatriser et que sa fille allait très-bien. Quelques jours après elle était guérie. Il est bon de noter que pendant le traitement la température a toujours été au-dessous de zéro.

Résumé :

1° Excitation des tissus ;

2° Cicatrisation très-prompte, qu'aucun moyen n'aurait pu produire dans un temps si court.

NEUVIÈME OBSERVATION.

Observations de pediculus capitis *et de* pediculus pubis. — *Destruction rapide de ces animaux.*

La propriété insecticide du Coaltar saponiné a dû me le faire employer contre les parasites.

Sur deux malades ayant de nombreux morpions à la région pubienne, deux lotions faites à l'aide d'une éponge avec la teinture de Coaltar saponiné, additionnée d'une partie d'eau, ont suffi pour détruire complétement ces animaux. Une cuisson assez vive est résultée de l'action de ce médicament sur la peau déjà irritée par ces parasites ; mais elle n'a été que passagère. Ces deux malades m'ont témoigné toute leur satisfaction d'avoir été débarrassés si rapidement et aussi facilement de ces hôtes incommodes.

Les poux ont été détruits en plaçant sur la tête de la ouate imprégnée du mélange précédent. On pourrait en imbiber les cheveux ; je pense que le résultat serait le même.

DIXIÈME OBSERVATION.

Ulcération du cou-de-pied, datant de trois semaines, guérie par une seule application de teinture de Coaltar saponiné.

B..., 19 ans, portait depuis trois semaines, au niveau de l'extrémité supérieure du second métatarsien, une ulcération de deux centimètres de surface carrée et de quatre millimètres environ de profondeur. Le fond de cette plaie était grisâtre. Elle fournissait du pus roussâtre exhalant une mauvaise odeur. La peau voisine était injectée. Des pansements faits avec du cérat et avec de l'eau blanche ne modifièrent pas cette plaie. Je dois dire que le susnommé faisait des courses dans Paris une partie de la journée, sans cela, une aussi petite lésion eût été certainement guérie avec ces moyens.

Les choses en étaient au point que je viens de faire connaître. Une seule application de charpie imbibée de teinture de Coaltar saponiné a suffi pour guérir ce malade. Ce pansement a été fait le soir, au moment de se mettre au lit. Il a déterminé une vive douleur qui a duré une demi-heure. Le lendemain, la plaie était sèche et n'a plus fourni de suppuration. Une croûte s'est formée d'abord un peu épaisse ; elle s'est détachée et a été remplacée par une autre plus mince ; enfin, quelques jours après, les tissus cicatrisés ne présentaient plus que la trace du mal qui avait existé.

Cette observation est on ne peut plus remarquable au point de vue de l'action rapide de la teinture de Coaltar saponiné. Elle indique aux chirurgiens qu'ils pourront trouver dans ce nouveau médicament un moyen énergique pour remplacer, peut-être avantageusement dans certains cas, les caustiques ordinaires.

ONZIÈME OBSERVATION.

Adhérence du placenta. — Délivrance sept jours après l'accouchement. — Odeur putride très-prononcée détruite par une seule injection d'émulsion au quinzième.

Madame L..., 34 ans, est accouchée le 12 juin dernier. Le placenta étant adhérent, la délivrance fut impossible dans les conditions ordinaires. La sage-femme qui avait fait l'accouchement appela un accoucheur distingué, M. le docteur Dufresnois, pour l'éclairer de ses conseils. Ce praticien fut d'avis d'attendre avant d'intervenir, et prescrivit toutes les précautions recommandées en pareil cas. Cette malade, à laquelle j'avais donné des soins antérieurement, me fit demander. Ignorant ce dont il s'agissait, je me trouvai seul auprès d'elle. J'approuvai la conduite prudente de mon confrère, qui m'avait déjà réussi en pareil cas. Je dis à la malade de prévenir M. Dufresnois que j'avais un moyen infaillible de désinfection à lui proposer, si la putréfaction du placenta l'exigeait. Je lui donnai un litre d'émulsion au cinquième, afin que ce médecin pût s'en servir. Le septième jour le placenta s'engagea dans le vagin et la délivrance fut opérée. Jusque-là on avait fait des injections fréquentes avec la décoction de feuilles de noyer. L'odeur, quoique mauvaise, n'avait pas paru assez fétide pour avoir recours à l'émulsion de M. Le Beuf. Mais, après l'extraction du placenta, une odeur infecte se manifesta. Le médicament fut employé. Dans la crainte de provoquer de la douleur, ne l'ayant pas encore employé dans des cas semblables, je recommandai de l'étendre de deux fois son poids d'eau, ce qui faisait de l'émulsion au quinzième.

Une seule injection a suffi à ce degré, pour désinfecter complétement les parties affectées, et la mauvaise odeur n'a plus reparu. Cette application a déterminé une cuisson assez vive, mais elle n'a duré que quelques instants.

Mme L... s'est rapidement rétablie. M. Dufresnois et la sage-femme ont été émerveillés de ce résultat. Cet honorable confrère m'a écrit une lettre de félicitations en m'engageant à poursuivre mes recherches dans l'intérêt de l'humanité.

DOUZIÈME OBSERVATION.

Gengivite chronique ; petites hémorrhagies fréquentes ; mucédinées entretenant cette inflammation.

M. P..., s'occupant presque constamment de recherches anatomiques, était depuis longtemps atteint d'une inflammation des gencives avec gonflement de ces organes. La moindre pression exercée par des aliments solides était douloureuse et provoquait fréquemment un petit écoulement de sang. Les dents étaient recouvertes de tartre épais qui fut examiné au microscope. On découvrit dans cette matière des moisissures (mucédinées). L'action toxique que le Coaltar exerce sur ces infusoires lui donna l'idée de l'employer pour combattre cette affection.

La teinture de Coaltar saponinée fut employée, étendue de vingt-cinq parties d'eau environ. Il s'en servit à l'aide d'une brosse à dents, comme pour les dentifrices ordinaires. Le tartre se détacha en grande partie en quelques jours, et les dents acquirent une blancheur inaccoutumée. Les gencives se raffermirent rapidement et ne saignèrent plus. Aujourd'hui le malade, qui est un de nos savants distingués, est guéri et se sert de temps en temps de ce moyen comme prophylactique.

Il est bon de noter qu'avant l'emploi de ce moyen, il avait usé de plusieurs médicaments sans résultat.

Ce savant, qui désire garder l'anonyme, pense que le tartre des dents est une moisissure contenant des sels calcaires.

Remarque. — Cette observation est très-remarquable au point de vue de la cause de l'inflammation. Elle peut mettre sur la voie de nouvelles applications du Coaltar dans les affections produites par des miasmes.

Maintenant que j'ai rapporté les bons résultats que j'ai obtenus, je dois à la vérité de déclarer que l'émulsion de Coaltar saponiné au dixième a échoué sur un malade atteint de blennorrhagie récente qui n'était plus qu'un peu douloureuse. Il ne serait pas impossible que les injections échouent souvent, parce que les seringues en verre ou en étain qui sont faites pour cet usage ne contiennent pas assez de liquide.

Sur trois malades atteints d'ulcérations peu étendues de la peau, développées au centre d'un eczéma aigu des jambes, l'émulsion au cinquième a produit une cuisson assez vive. J'ai dû en cesser l'emploi.

Tels sont les faits que j'ai observés sur les malades. Leur nombre n'est pas considérable, mais plusieurs de ces observations sont si intéressantes, qu'elles m'ont suffi pour me permettre d'établir le mode d'action du Coaltar saponiné. En dehors des hôpitaux il est bien difficile de faire des expériences thérapeutiques. Heureusement que d'honorables confrères sont venus à mon aide et ont confirmé, sur un assez grand nombre de malades, les résultats que j'ai annoncés.

Lettre de M. Blache, *médecin en chef de l'hôpital des Enfants.*

Mon cher confrère,

J'ai plusieurs fois eu recours avec avantage au Coaltar saponiné que vous aviez bien voulu me faire remettre à l'hôpital des Enfants. Mais les deux cas où son usage m'a paru le plus efficace sont un *ecthyma cachecticum* dont les pustules profondément ulcérées exhalaient une odeur très-fétide, et un vésicatoire gangrené dont l'odeur était vraiment repoussante. En peu de jours, sous l'influence du Coaltar saponiné, la fétidité avait complétement disparu et une modification des plus favorables s'était manifestée dans l'aspect des surfaces gangrenées.

Votre tout dévoué,

BLACHE.

Observations du docteur **P. DARRICAU,** *chef du service de chirurgie, à l'hôpital civil de Bayonne, remises à M. Le Beuf.*

Je viens vous remercier d'avoir mis à ma disposition votre solution de Coaltar saponiné. Pendant les mois d'août et de septembre, je m'en suis servi pour le pansement de plusieurs blessés en mêlant trois cuillerées de solution avec un demi-litre d'eau. Ce mélange m'a donné d'excellents et prompts résultats.

Constamment le lavage des plaies a enlevé instantanément l'odeur infecte qu'elles exhalaient, et leur a substitué une odeur agréable, légèrement goudronnée. Après le lavage, le pansement a été fait avec de la charpie mouillée avec la solution, soit que la charpie ait été appliquée directement sur la plaie, soit qu'elle en fût séparée par du linge cératé.

Lorsque la suppuration était très-abondante, l'odeur du pus se faisait jour après un certain nombre d'heures écoulées depuis le pansement. Dans ce cas, les blessés étaient pansés matin et soir, de telle sorte que la mauvaise odeur était constamment neutralisée.

Les blessures pour lesquelles la solution a été employée étaient nombreuses. Je mentionnerai seulement les cas suivants :

1° Deux larges plaies des jambes, produites par une chute et compliquées de fractures du tibia et du péroné ; dans l'une, les bouts fracturés paraissaient dans la plaie, qui a fini par bourgeonner et se cicatriser après sortie d'esquilles ;

2° Un ulcère variqueux, occupant toute la partie antérieure de la jambe ;

3° Une plaie par écrasement de la jambe, ayant déchiré le mollet sans fracture ;

4° Un anthrax d'une grande étendue, sur l'épaule ;

5°. Une nécrose de la troisième phalange de l'index, produite par un panaris et ayant occasionné sur le dos de la main et à la racine du doigt des abcès avec abondante suppuration ;

6° Mais le cas le plus remarquable est celui d'un érysipèle gangréneux à la jambe : une plaque noire occupait le dos du pied depuis les orteils et remontant au-dessus du cou-de-pied jusqu'au niveau des malléoles. L'émulsion de Coaltar saponiné était appliqué directement sur la plaie et son action était par conséquent directe. Eh bien, indépendamment de la désinfection qui était complète, je suis convaincu que l'escarre est tombée plus vite, que les bourgeons charnus ont poussé plus vigoureux, que la cicatrice a été obtenue plus tôt à cause de ce mode de pansement.

Vous pouvez donc conclure, monsieur,

1° Que l'émulsion de Coaltar saponiné désinfecte instantanément les plaies ;

2° Qu'elle favorise la chute des escarres et le développement des bourgeons charnus dans les plaies atoniques.

Ces résultats favorables, joints à la facilité d'emploi de cette émulsion, me font désirer que son usage se généralise.

Signé : S. DARRICAU.

Bayonne, le 20 octobre 1859.

Pour copie conforme,

Signé : F. LE BEUF.

Observations du docteur Auguste PETIT *, chirurgien adjoint à l'hôpital civil de Bayonne, remises à M. Le Beuf.*

L'émulsion de Coaltar saponiné a été employée dans les salles de chirurgie de l'hôpital Saint-Léon, de Bayonne. Cette préparation, qui a été imaginée dans le but de faciliter les pansements et de rendre le lavage des plaies moins pénible pour le chirurgien et le malade, a donné, sous le rapport de la désinfection, des résultats constamment avantageux.

Voici dans quels cas :

OBS. 1. Au n° 8 de la salle Saint-Vincent est couché le nommé Foucho Y. B., vitrier, âgé de dix-neuf ans ; ce jeune homme présentait dans la région fessière gauche une fluctuation profonde, qui avait succédé à une douleur sourde, ressentie depuis longtemps, laquelle gênait notablement les mouvements de locomotion : un trocart plongé dans ce vaste abcès, circonscrivant alors l'articulation coxofémorale, remplissant en outre la cavité de l'hypocondre du même côté, donne issue à une abondante évacuation de pus ; des ponctions successives furent pratiquées et suivies d'injections iodées. Le 2 octobre, la quantité du liquide purulent pouvait être évaluée à deux litres environ. Dans ce pus crémeux, d'un blanc mat, exhalant une odeur fade, nauséeuse, alliacée, furent versées deux cuillerées d'émulsion de Coaltar ; l'odeur, qui incommodait le malade aussi bien que les témoins de l'expérience, disparut aussitôt et complétement.

Obs. 2. Le nommé Bonnet, Jean, laboureur, entré à l'hôpital Saint-Léon pour un abcès froid du genou, a été pris il y a un mois et demi d'un érysipèle qui, rapidement, s'est étendu à la moitié du corps et s'est terminé par deux escarres, l'une laissant à nu le muscle pédieux, l'autre ayant occasionné une perte de substance de huit centimètres de diamètre, au niveau de la malléole tibiale gauche.

Ces deux plaies gangréneuses, ainsi que l'abcès primitif, profondément décollé et agrandi par le travail inflammatoire, ont été lavées avec de l'eau mêlée à l'émulsion de Coaltar (deux cuillerées pour un litre); sous l'influence de ce mode de pansement, les émanations putrides se sont dissipées, cédant la place, comme toujours, à l'odeur spéciale et point désagréable de l'émulsion : les deux ulcères et la plaie présentent actuellement un très-bel aspect ; le bourgeonnement et le travail de cicatrisation ont marché rapidement, la guérison est prochaine.

Obs. 3. Noguez, Jean, salle Saint-Joseph, ancien ouvrier de la marine, âgé de 63 ans, porte depuis vingt ans un ulcère calleux, occupant presque toute la face antérieure de la jambe gauche ; la matière ichoreuse qui s'en écoule, répandant une odeur fade et repoussante, comparable à la fétidité du poisson pourri, a été maitrisée instantanément par l'émulsion de Coaltar saponiné. Le pus fourni par cet ulcère, la charpie qu'il imprègne de son méphitisme, arrosés avec cette émulsion, n'impressionnent point désagréablement l'odorat; la réparation de ces tissus morbides s'accomplit rapidement dans d'excellentes conditions.

Obs. 4. Le nommé Nicolas Pascal, manœuvre, est entré à l'hôpital, salle Saint-Vincent, n° 5, pour une fracture double de la jambe droite, produite par une chute du haut d'une échelle : le tibia et le péroné ont été fracturés au tiers inférieur de la jambe ; ce premier os a perforé les téguments, laissant une plaie communiquant largement avec l'intérieur. Cette plaie verse au dehors une abondante

suppuration ; d'autres plaies consécutives à un phlegmon érysipé-
lateux qui est venu compliquer ce fâcheux accident, y ajoutant leurs
produits; de ces sources multiples s'écoule un pus épais, vert, bien
lié, exhalant l'odeur caractéristique de l'écoulement phlegmoneux.

Le lavage au moyen de l'émulsion additionnée d'eau dissipe journellement ces mauvaises émanations sans contrarier l'action répara-
trice qui s'accomplit dans les tissus d'une manière très-satisfai-
sante.

Des résultats analogues ont été obtenus : 1° même salle, n° 7,
dans le pansement d'une vaste plaie par arrachement du mollet ;

2° Chez un malade couché au n° 11, fracture du péroné, blessé
au niveau de l'articulation tibio-tarsienne, par un appareil trop
serré qu'il portait depuis vingt-cinq jours, sans éprouver la moindre
souffrance et dont le produit purulent, souillant les bandes d'une
matière liquide, exhalant l'odeur infecte de la vidange ; dans ces
deux cas également, et dans d'autres que nous pourrions citer, l'é-
mulsion en lavage a fait instantanément justice du méphitisme.

Nota. — Nous avons remarqué, avec la plupart des employés de
l'hôpital, depuis l'usage du nouveau mode de pansement, la disparition dans l'atmosphère de nos salles de chirurgie des miasmes qui
l'empoisonnaient précédemment.

Nous terminerons cette note par une citation empruntée à la clien-
tèle de la ville :

Obs. 5. M. D..., teinturier, âgé de 20 ans, nous a consulté pour
une infirmité congéniale des plus fâcheuses, le désespoir des médecins, nous voulons parler de la transpiration fétide des pieds. Chez
ce jeune homme, les sueurs morbides sont localisées dans les entre-
doigts et la partie correspondante de la face plantaire, dans une
étendue de sept centimètres en largeur. Sur ces points l'épiderme
est réduit à une couche extrêmement ténue et transparente ; le
derme est comme à nu ; les gouttelettes de sueur ruissellent constamment sur cette surface rose et avivée, contrastant d'une façon
marquée avec le reste du pied qui est normalement configuré. La
sécrétion sudorale mouille abondamment les bas et les abreuve ; elle
dégage l'odeur âcre, vive et pénétrante de la transpiration exagérée
de la région.

Dans l'espoir de remédier aux déplorables inconvénients de cette

infirmité, nous avons conseillé à M. D... d'humecter journellement
la pointe de ses bas dans un bain d'émulsion de Coaltar pur, et de
laver préalablement avec le même liquide les parties malades. L'essai
qui date de plusieurs jours a parfaitement réussi ; c'est à peine si
le sujet de cette observation s'aperçoit d'une légère substitution
odorante.

Ces faits nous permettent de conclure :

1° Que l'émulsion de Coaltar saponiné masque parfaitement, si
elle ne la détruit, l'infection produite par les substances patholo-
gique ;

2° Qu'elle offre l'avantage d'une préparation liquide, susceptible
d'être employée sous des formes variées, applicable particulièrement
au lavage, arrosage et pansements des surfaces dénudées ;

3° Que loin de contrarier le travail de réparation et de cicatrisation des tissus, elle paraît y aider au contraire dans une mesure que
l'on ne peut encore préciser ;

4° Que manifestement, cette préparation, en offensant beaucoup
moins l'odorat, est supérieure à tous les liquides désinfectants employés dans les hôpitaux ;

5° Qu'à titre tout au moins de palliatif, elle est appelée à rendre
de grands services dans les exhalaisons opiniâtres produites par les
sueurs morbides, l'ozène, etc.

Ce 8 octobre 1859.

Signé : Dr Auguste Petit.

Pour copie conforme :

Signé : F. Le Beuf.

*Nouvelles observations recueillies dans le service de chirurgie
de l'hôpital Saint-Léon, de Bayonne, par le* Dr Petit.

Aux observations que nous avons publiées dans une note
précédente, nous croyons devoir joindre de nouveaux faits,
choisis parmi de nombreux exemples, à l'appui des propriétés
variées, principalement désinfectantes de l'émulsion de Coaltar saponiné.

Obs. 1. Le nommé Organ, Jean, laboureur, âgé de 45 ans, couché au n° 10 de la salle Saint-Vincent, est affecté de carie scrofu-

leuse du tibia droit. Cet os, dans toute sa longueur, offre un accroissement de volume très-marqué. Les parties molles qui le recouvrent, participent à cet état morbide ; au tiers supérieur de la jambe, par un défaut de souplesse de la peau, un empâtement compacte et luisant ; l'existence de cicatrices anciennes au tiers moyen, par la présence d'une plaie ulcéreuse reposant sur le tissu osseux, profondément altéré, dénué de périoste, ramolli, recouvert de végétations bleuâtres, fongueuses et saignantes. La suppuration que déverse cette excavation est louche, sanieuse, chargée d'une fétidité parfaitement nauséabonde.

En attendant des applications de fer rouge, cette grave lésion a été traitée par des lavages à l'émulsion de Coaltar saponiné, étendu d'eau, suivis d'un pansement avec de la charpie sèche. Nous devons déclarer que sous l'influence de cette simple médication, la physionomie de l'ulcère s'est transformée en quelques jours et que ce dernier présente aujourd'hui un aspect franchement rosé et un degré de fermeté qu'il ne présentait pas antérieurement.

Quant à l'horrible puanteur de ses exhalaisons, l'émulsion en fait pleine et entière justice instantanément.

Obs. 2. Au n° 5 de la salle Sainte-Madeleine, couchait la nommée Larrieu, Marthe, âgée de 55 ans, couturière. Cette femme était entrée, le 18 janvier de cette année, à l'hôpital avec deux tumeurs cancéreuses, développées sur la cicatrice de la glande totalement enlevée dans une opération précédemment subie.

Ces deux encéphaloïdes, trois mois après l'ablation de la première tumeur, se reproduisirent et prirent un accroissement rapide. Lorsque la malade nous montra ces tumeurs, elles étaient distantes l'une de l'autre de trois centimètres à peine.

La première intéressait les troisième et quatrième côtes hypertrophiées, ainsi que la portion correspondante du sternum, et offrait une efflorescence semi-sphérique du volume d'une orange de moyenne grosseur ; la seconde, trois fois plus volumineuse et pédiculée, s'épanouissait largement, s'assimilant le plan osseux sur lequel elle s'insérait et gagnait le creux de l'aisselle. L'une et l'autre de ces dégénérescences étaient mollasses, ulcérées sur plusieurs points, accidentées, promptes à saigner, riches en sécrétion putride, en raison de l'altération profonde de la cage thoracique et de la diathèse très-prononcée chez cette malade. Il a fallu renoncer à l'idée d'une opération et se contenter de panser convenablement les tumeurs.

Jusqu'au 25 février, jour du décès de cette femme, les pansements ont été précédés de lotions faites avec l'émulsion de Coaltar saponiné, supportées sans la moindre douleur. Ce liquide délivrait la malade des émanations dont elle avait souffert avant d'en connaître l'usage et contribuait certainement à raffermir les tissus et à prévenir des hémorrhagies imminentes.

Obs. 3. Le nommé Etchets, Pierre, portefaix, âgé de 59 ans, qui occupe le lit nº 12 de la salle Saint-Vincent, porte depuis trente ans un ulcère considérable entretenu par une ostéite strumeuse qui a dévoré les parties molles et les téguments dans la presque totalité de la région jambière antérieure.

Cet ulcère, primitivement, offrait cet aspect terne et blafard, propre à ces lésions abandonnées à la malpropreté et à l'incurie. Sa surface, détergée et nettoyée avec une éponge imbibée d'émulsion, a revêtu, dans l'espace d'une semaine, une physionomie bien différente qui fait espérer une réparation et une cicatrisation assez prochaines. La matière séro-purulente fournie par cette large brèche continue, il est vrai, d'exhaler une odeur repoussante, mais la première ondée d'émulsion jetée sur l'ulcère suffit toujours pour la dissiper, et le lavage subséquent en retarde la reproduction.

Fortifiés par nos observations antérieures, les faits nouveaux établissent expérimentalement et péremptoirement que l'émulsion de Coaltar saponiné est douée de propriétés :

1º Désinfectantes ;

2º Antiputrides ;

3º Cicatrisantes ;

On pourrait ajouter hémostatiques à un faible degré.

Ces précieuses qualités, si utilement réunies dans une substance liquide, onctueuse, douce au toucher, devraient diriger les praticiens dans une voie de recherches aussi étendue que variée.

Nous nous sommes proposé, quant à nous, de consigner avec soin les résultats que nous fournirait cette préparation dans des cas multiples ; dans le traitement des affections chroniques, ulcéreuses, gangréneuses, purulentes, sous forme d'injections ; dans les embaumements, par la carotide ; dans les maladies utéro-vaginales,

blennorrhées, leucorrhées fétides, cystite catarrhale, purulente, etc.;
sous forme de lavement : dans les ulcérations intestinales, fièvre
typhoïde, dyssenterie, etc.; topiquement : dans la fissure à l'anus,
les engelures, les stomatites ulcéreuses, gangréneuses, etc.

En bain : dans les dermatoses générales, les rhumatismes, etc.

Bayonne, 28 février 1860.

Signé : Dr A. Petit.

*Plaie de la jambe; suite d'un coup de feu datant de vingt-
quatre ans, ayant résisté aux traitements de plusieurs
médecins. — Guérison rapide.*

Doyen, Guillaume, âgé de 62 ans, né à Nantes, armurier à Saint-
Esprit (Bayonne), reçut il y a vingt-quatre ans, à la jambe gauche,
la décharge d'un fusil chargé de plomb à bécasse, à moins d'un
demi-mètre de distance. La blessure fut très-grave. Il fut obligé de
garder le lit pendant deux ans et reçut les soins de plusieurs médecins. Sa plaie ne fut jamais complétement cicatrisée, et le malade
fut obligé de reprendre son travail, qui l'oblige à rester debout presque toute la journée.

La jambe demeure gonflée, rouge, œdématiée, et présentant au-
dessus de la malléole interne trois ulcérations grisâtres, creuses,
profondes, à bords taillés à pic, et siégeant sur des tissus rouges et
gonflés.

Depuis longtemps déjà ce malade avait renoncé à tous les soins
chirurgicaux (qui avaient été impuissants), se bornant à des pansements simples et à des lotions de propreté, lorsqu'au mois de février
dernier il eut la pensée de s'adresser à M. Le Beuf. Ce pharmacien
jugea convenable de lui conseiller son émulsion de Coaltar saponiné. Le malade ne cessa pas un seul jour ses occupations. Il ne
garda pas un instant de plus que d'habitude le repos du lit, et,
malgré ces conditions si peu favorables à la cicatrisation de plaies
aussi anciennes, au bout de sept semaines celle-ci fut complète.

J'ai eu occasion de voir Doyen à cette époque; il m'a montré la
cicatrice de ses trois ulcères et m'a raconté les détails que je viens
de relater. Il était encore à ce moment facile de voir au-dessus de
la malléole interne gauche, une rougeur diffuse, peu forte, s'étendant
au tiers inférieur de la jambe, au milieu de cette surface plus colo-
rée qu'à l'état normal, trois dépressions peu profondes, recouvertes

d'un tissù de cicatrice encore peu épais, mais résistant et nullement éraillé. Ces dépressions, larges chacune à peu près comme une pièce d'un franc, étaient les cicatrices des trois ulcérations qui avaient si longtemps persisté depuis l'accident. J'ai revu Doyen le 15 mai; sa guérison s'est parfaitement maintenue; la cicatrice ne s'est pas rompue et sa jambe n'offre aucune trace d'ulcération. Il n'y reste plus qu'un peu de gonflement et de rougeur dans le bas; et en dehors, à la face précisément opposée à celle qu'occupaient les anciennes plaies, on remarque une surface légèrement eczémateuse. Cet état de la jambe est plus qu'expliqué par la profession qu'exerce cet homme et aussi par l'inflammation chronique qui a si longtemps occupé cette partie.

Bayonne, 23 mai 1860.

Signé : Dr Dutournier.

Cette observation intéressante a été prise après la guérison. C'est d'après la demande que je fis à M. Le Beuf d'avoir l'observation recueillie par un des médecins qui avaient donné des soins à ce malade, que M. Dutournier a bien voulu rédiger ce que je viens de rapporter. Qu'il me permette de l'en remercier.

Je compare cette observation aux détails que m'avait donnés M. Le Beuf, et je remarque que plusieurs points intéressants ont été omis. Pour que le lecteur puisse comparer comme je le fais, je vais rapporter ce que m'a écrit M. Le Beuf :

« Doyen avait épuisé toutes les ressources médicales; il portait
« trois trous très-profonds à la jambe, qui fournissaient une sup-
« puration abondante et fétide. Tout le tour de la jambe était
« couvert de croûtes qui lui causaient des démangeaisons insup-
« portables et qui ne tombaient que pour se renouveler ; il ne pou-
« vait dormir ; enfin il était désespéré. Dès le troisième jour du
« pansement, les douleurs ont disparu, des bourgeons charnus se
« sont développés ; les plaies se sont fermées au bout de quinze
« jours environ, et, un mois après, cette lésion dégoûtante était ci-
« catrisée.

« Doyen a employé l'émulsion au cinquième étendue de trois
« à quatre parties d'eau, au moyen de charpie bien imbibée et pla-
« cée sur les ouvertures des ulcères, puis il recouvrait toute la peau
« privée de l'épiderme de cérat au Coaltar (préparé d'après ma for-
« mule).

« Doyen m'a dit que sa vue s'était beaucoup affaiblie, mais que
« depuis sa guérison il voit beaucoup mieux. Il a repris une bonne
« minè, a engraissé, et lui qui ne pouvait pas monter un troisième
« étage sans être obligé de s'arrêter en versant des larmes de dou-
« leur, a fait, il y a quelques jours, 18 kilomètres sans que sa jambe
« se soit en rien ressentie de la fatigue. »

Résultats obtenus par le docteur Clerc *à son dispensaire.*

J'ai employé l'émulsion de Coaltar saponiné dans plusieurs cas de
balano-posthite simple. Quelques lotions ont suffi pour obtenir la
guérison.

'Dans la blennorrhagie je n'ai pas obtenu de résultats satisfaisants. Peut-être que les essais, dans cette affection, n'ont. pas été
faits avec tout le soin désirable. J'y reviendrai.

Dans un cas très-grave d'ulcère phagédénique du pied, atteint de
pourriture d'hôpital, avec suppuration abondante, d'une fétidité repoussante, l'émulsion a produit des effets très-remarquables. La
mauvaise odeur a été détruite sur-le-champ et la plaie prit un aspect vermeil. Cette plaie, malgré l'amélioration de son aspect, est
restée stationnaire pendant quelques jours. Le malade n'étant pas
revenu à la consultation, je ne sais ce qu'il est devenu.

Signé : Dr Clerc.

Expériences faites à l'hôpital Necker, par M. Foucher,
professeur agrégé à la Faculté de médecine.

J'ai eu occasion de faire usage dans mes salles de chirurgie, à
l'hôpital Necker, de l'émulsion de Coaltar saponiné, que m'a fait
remettre le docteur Lemaire.

Mes expériences ont porté sur trois malades seulement, parce que
je n'ai eu à ma disposition qu'une petite quantité de liquide.

L'une des malades couchées au n° 9 de la salle Sainte-Marie était affectée d'un vaste ulcère variqueux de la jambe droite. La plaie était profonde, recouverte d'un détritus gangréneux, extrêmement fétide. J'ai fait appliquer sur cet ulcère un gâteau de charpie imbibée de cette émulsion. L'odeur avait disparu lorsque je revins voir la malade à la fin de la visite. Ce pansement a été continué les jours suivants et la plaie n'a pas tardé à prendre un aspect rosé, à se recouvrir de bourgeons charnus, vermeils. Son fond a rapidement atteint le niveau de la peau, et la cicatrisation a marché régulièrement et sans encombre, sans que, à aucun moment, la malade ait accusé la moindre douleur occasionnée par le contact du liquide.

Dans ce cas particulier, il a été évident pour moi, comme pour tous ceux qui ont suivi l'expérience, que l'émulsion de Coaltar saponiné a produit la désinfection la plus complète et a été utile pour amener la cicatrisation.

Le second malade, couché au n° 28 de la salle Saint-Pierre, était déjà dans les salles depuis longtemps pour se faire traiter aussi d'un vaste ulcère de la jambe gauche. Bien que cette plaie fût en voie de cicatrisation, elle répandait une odeur assez infecte pour incommoder les personnes chargées du pansement. La charpie imbibée d'émulsion de Coaltar saponiné a complétement enlevé cette mauvaise odeur, et la cicatrisation s'est effectuée avec régularité.

Chez ce malade comme chez le précédent, la désinfection a été complète. Si l'on ne peut pas dire que ce liquide ait hâté la cicatrisation plus que tout autre mode de pansement, il est certain qu'il ne l'a pas entravée.

Enfin le, troisième malade portait une plaie contuse de la face plantaire du pied, avec mortification de toute l'épaisseur du derme. L'odeur en était repoussante. Le pansement avec l'émulsion a complétement enlevé cette odeur. Les parties mortifiées se sont détachées rapidement, et la cicatrisation s'est encore effectuée avec la plus parfaite régularité.

Ces trois expériences, entreprises sans idée préconçue, nous ont démontré :

1° Que l'émulsion de Coaltar saponiné, mise en contact avec les plaies fétides, détruit la mauvaise odeur ;

2° Que ce résultat ne peut être attribué à une simple substitution d'odeur, attendu que l'émulsion n'a par elle-même qu'une odeur de Coaltar extrêmement légère et qui n'est perçue qu'à une très-petite distance ;

3° Que l'application sur les plaies ne produit aucune douleur ;

4° Qu'enfin, mes expériences, sans contredire l'opinion du docteu Lemaire, qui pense que l'émulsion modifie la formation du pus, n'ont pas été assez nombreuses pour que j'aie pu observer une pareille modification et pour que j'aie dû me convaincre que ce mode de pansement a plus d'influence sur la cicatrisation des plaies atoniques que l'application des liquides alcoolisés ou chargés d'autres substances excitantes dont j'obtiens de bons résultats. C'est donc à ce point de vue que je désire expérimenter de nouveau l'émulsion de Coaltar saponiné dont la propriété désinfectante m'est suffisamment démontrée.

Signé : Dr FOUCHER.

Observations du docteur MENIÈRE , *médecin de l'Institut des sourds-muets.*

M. Menière a publié dans la *Gazette Médicale* (n°s 10 et 24 décembre 1859) un Mémoire sur la Saponine et le Coaltar saponiné. Après avoir résumé les recherches de M. Le Beuf et donné la formule de l'émulsion, voici ce qu'il dit :

« Pour mon compte particulier, je me suis servi de ce liquide
« ainsi émulsionné, en injections dans les oreilles affectées d'otor-
« rhées chroniques et surtout chez des enfants scrofuleux. On sait
« quelle odeur repoussante exhalent ces oreilles baignées d'un pus
« ichoreux et combien cette odeur est tenace. J'ai pu, à diverses re-
« prises, constater avec quelle rapidité l'odeur disparaissait et com-
« bien il était facile de rendre tout à fait supportable le séjour de
« de ces malades dans les chambres et les dortoirs, où ils étaient un
« objet de dégoût pour leurs camarades. Chacun sait combien cer-
« taines otorrhées deviennent fétides. En pareil cas, l'odeur envahit
« les parties voisines : la peau, les cheveux, tout en est imprégné
« et telle est la ténacité de cette exhalation, que souvent je suis
« obligé d'ouvrir la fenêtre de mon cabinet aussitôt que le malade
« est parti.

« C'est dans ces circonstances déplorables que j'ai expérimenté

« l'émulsion de **M. Le Beuf**, et je déclare que le succès a été des
« plus complets. Il y a des cas dans lesquels des végétations
« charnues, naissant du fond du méat externe fournissent une sup-
« puration roussâtre d'une horrible fétidité. Une douche puissante, di-
« rigée dans le fond du conduit, enlève des flocons de matière caséi-
« forme, mélangée de sang, de pellicules épidermiques, de frag-
« ments polypiformes, et le tout offense grièvement le nez le plus
« habitué à ces sensations fâcheuses. J'ai vu, en pareilles circon-
« stances, quelques gouttes d'émulsion de Coaltar saponiné, versées
« dans la profondeur des oreilles, détruire comme par enchante-
« ment ces émanations si violentes et améliorer singulièrement
« la position d'un pauvre diable qui trouverait à peine, même au
« milieu de sa famille, un degré de tolérance suffisant pour rendre
« la vie supportable.

« Je me crois autorisé à dire que l'émulsion de Coaltar saponiné
« de **M. Le Beuf** est un médicament destiné à rendre des services
« signalés, au moins dans le cas spécial que je viens d'indiquer. »

Après avoir rapporté des faits qui me sont personnels et d'autres
de nos confrères que je lui avais fait connaître, M. Menière termine
ainsi son travail : « Nous conseillons très-fort l'emploi de l'alcoolé
« de Coaltar saponiné de **M. Le Beuf** à tous ceux qui ont le malheur
« de sentir mauvais, n'importe comment. C'est une grande politesse
« pour son prochain ; mais en dehors de ce superflu, pourtant si
« nécessaire, les pauvres malades, si à plaindre en pareil cas,
« en retireront un notable bénéfice. Les malheureuses femmes
« en proie à un cancer infectant verront se dissiper cette odeur
« nauséabonde qui est pour elles un supplice pire que les douleurs
« dont elles sont torturées. Il y a de quoi faire bénir le nom de
« **M. Le Beuf**, et je me féliciterai d'y avoir contribué pour quelque
« chose. »

M. Menière m'a parlé d'un de ses confrères auquel il
avait remis de l'émulsion pour une de ses malades atteinte
d'un cancer de l'utérus ulcéré qui exhalait une odeur insupportable. Ce médicament, comme dans tous les cas rapportés jusqu'ici, a détruit instantanément la mauvaise odeur.

Plaie gangréneuse.—Insuccès du chlorure de chaux.—Observation empruntée à la Presse médicale belge, 6 *mai* 1860. (Extrait.)

Hospice de l'infirmerie de Bruxelles. « M. le professeur Morel eut « l'obligeance de remettre pour le service plusieurs flacons de Coal- « tar saponiné, préparés par M. Le Beuf. Ce Coaltar fut immédiate- « ment mis en usage pour juger de son action comme agent de « désinfection.

« Il se présentait dans le service de M. le docteur Prosper Delvaux, « à l'hospice de l'infirmerie, un cas d'ulcère de la peau et du tissu « cellulaire sous-jacent de la région cruro-iliaque, ayant une odeur « des plus fétides et où le Coaltar, comme on le verra par l'obser- « vation suivante, produisit les meilleurs effets.

« La nommée Smette (Jeanne) est entrée à l'hospice de l'infir- « merie le 31 mars 1860.

« Cette femme, âgée de 64 ans, présente une obésité prononcée et « est atteinte d'un ulcère mesurant 11 centimètres dans son dia- « mètre transversal et 8 centimètres dans son diamètre vertical. La « profondeur de l'ulcère est de 4 à 5 centimètres. Il est situé en « partie dans la région iliaque abdominale inférieure droite, et en « partie dans la région crurale supérieure, envahit la peau et le « tissu cellulaire jusqu'aux aponévroses abdominales et crurales qui « sont intactes. Des bourgeons charnus, d'une coloration brune, « grisâtre, en tapissent les parois et donnent lieu à une sécrétion « très-abondante d'un liquide jaune, grisâtre, d'une odeur des plus « fétides.

« Lors de son entrée, cette malade est placée dans une chambre « séparée et, vu l'odeur fétide qu'elle exhale, des vases remplis de « chlorure de chaux sont placés sous le lit et dans les diverses par- « ties de la chambre, mais sans produire les effets voulus. La féti- « dité était telle, que la garde chargée de la soigner était atteinte, le « matin, de nausées et de vomissements lorsqu'elle pénétrait dans la « chambre où se trouvait la malade. C'est alors que nous fîmes usage « du Coaltar de la manière suivante : nous prîmes sur une partie de « teinture alcoolique de Coaltar saponiné quatre parties d'eau de fon- « taine, l'émulsion au cinquième. De la charpie imbibée de ce li-

« quide est introduite dans l'ulcère, après l'avoir préalablement dé-
« tergé. Des compresses imbibées du même liquide sont placées au-
« dessus de la charpie; au bout de vingt-quatre heures toute odeur
« a complétement disparu. Les pansements sont renouvelés deux
« fois par jour, du 5 au 16 avril, jour où la malade succombe à la
« suite d'une gangrène du tissu cellulaire sous-jacent à la peau des
« régions abdominale et lombo-dorsale droites. Pendant cette pé-
« riode de onze jours, on ne sentait plus la moindre odeur. La sé-
« crétion séro-purulente était devenue moindre et la surface de l'ul-
« cère était en partie desséchée.

« Nous avons rapporté cette observation pour rendre justice au
« Coaltar saponiné comme agent de désinfection. Il est rare de ren-
« contrer des maladies où la fétidité est aussi grande que dans le cas
« qui précède, et, cependant, d'emblée la teinture de Coaltar sapo-
« niné (étendue d'eau) anéantit toute odeur. Remarquons aussi que le
« Coaltar a une action spéciale sur les surfaces en suppuration ; mais
« avant de nous prononcer à cet égard, de nouveaux essais sont
« nécessaires. »

*Gangrène sénile. — Emploi du Coaltar saponiné comme agent
de désinfection. — Observation recueillie et publiée par
M. E. Thibaut, élève interne.* (Extr. du journal la *Presse
médicale belge*, 15 juillet 1860.)

*Hospice de l'infirmerie de Bruxelles. — Service de M. le Dr P. Del-
vaux.* — M. Thibaut rappelle le succès que M. Delvaux a déjà obtenu avec le Coaltar saponiné dans l'observation précédente ; puis il
donne un extrait du travail que j'ai lu à l'Académie des sciences et
décrit l'observation suivante :

Le nommé Louis Scholier, âgé de 83 ans, ancien garçon bras-
seur, est reçu dans le service de M. Prosper Delvaux le 16 mai 1860.

Le début de la gangrène date de six mois environ; lors de l'entrée
du malade, nous constatons les phénomènes morbides suivants :

Le pied droit est totalement envahi par la gangrène, ainsi que la
partie inférieure de la jambe jusqu'au-dessus des malléoles.

Le gros orteil, le talon et la partie interne du pied gauche sont
également envahis par la gangrène.

Une vaste et profonde escarre existe à la région sacro-lombaire. Un liquide brunâtre, séro-purulent, d'une odeur très-fétide, s'écoule des parties gangrenées et répand au loin une *puanteur insupportable.*

L'émulsion mère a été appliquée en injections et en lotions sur les parties gangrenées. *Au bout de* 24 *heures, la suppuration est tarie et l'odeur fétide a totalement disparu.*

L'emploi de ce médicament est continué jusqu'au 29 mai, jour où le malade succombe.

L'émulsion de Coaltar saponiné avait nettoyé et desséché complétement les surfaces gangrenées. Elle avait déterminé une inflammation avec rougeur à teinte vermeille, des parties restées vivantes et entourant les escarres gangréneuses. Ces parties, avant l'application de ce médicament, étaient flasques et dépourvues de vitalité.

Les élèves qui fréquentent la Clinique ont pu s'assurer, dans ce cas, des effets heureux que produit le Coaltar saponiné, comme agent de désinfection.

Observations de M. Drumen, *professeur à la Faculté de médecine de Madrid.*

« Mon estimable monsieur Lemaire,

« J'ai reçu votre lettre du 9 courant qui m'apprend avec plaisir
« la réussite du Coaltar saponiné dans les divers essais que vous et
« nos confrères avez faits sur plusieurs affections de nature rebelle
« aux moyens ordinaires. Pour ma part, il m'a produit d'excellents
« résultats dans un ulcère fongueux résultant d'un panaris qui don-
« nait beaucoup de suppuration fétide sur un fond très-sordide.
« Nous l'avons aussi essayé comme désinfectant dans un ulcère
« cancéreux de la matrice et dans un autre du sein, dont les malades
« ne pouvaient pas supporter la mauvaise odeur, et avec succès. Mais
« je l'ai envoyé aux hôpitaux d'Andalousie, où il y a beaucoup de
« nos blessés d'Afrique, et quoique je n'aie pas reçu de détails, on
« m'annonce avoir obtenu des avantages surprenants.

« Sans doute, le grand travail de mes amis de l'armée ne leur a pas
« permis de m'envoyer les observations curieuses qu'ils suivent en-
« core et qu'ils rédigeront aussitôt que le temps le leur permettra.

4

« Alors je vous ferai connaître d'une manière minutieuse les heureux
« résultats de cette nouvelle préparation. »

Je regrette de n'avoir pas encore reçu ce précieux docu-
ment. J'ai retardé ma publication depuis près de deux mois,
dans l'espoir de le recevoir et de le joindre à tous ceux qui
précèdent. Aussitôt que je l'aurai reçu, je le ferai connaître.

Observations de M. Bazin, *médecin de l'hôpital Saint-Louis.*

J'ai employé l'émulsion de Coaltar saponiné dans des maladies
de nature très-différente :

1° Sur un cancer rongeant de la face, d'où s'échappait un ichor
sanieux et fétide. Au bout de huit jours la suppuration était presque
tarie ; le pus ichoreux s'était transformé en pus de bonne nature ;
il n'y avait plus de fétidité ; les chairs, pâles et flasques avant l'application du Coaltar, étaient devenues d'une couleur rouge vermeille ;

2° Sur un scrofuleux atteint de larges ulcères aux jambes et aux
bras, compliqués de pourriture. En moins de trois jours, les plaies
étaient devenues vermeilles ; les surfaces putrilagineuses avaient
fait place à des bourgeons vasculaires de bonne nature ;

3° Sur un sujet atteint de mycosis fongoïdes. Le malade portait
sur la région lombo-dorsale de vastes ulcères couverts de croûtes
sanieuses, exhalant une odeur des plus repoussantes. Le lendemain
même du jour où fut faite l'application de l'émulsion de Coaltar, la
suppuration était presque complétement arrêtée. L'horrible puanteur qui infectait toute la salle avait entièrement disparu. Après
cinq ou six jours de pansements avec cet agent thérapeutique, on
constatait une tendance marquée vers la cicatrisation.

4° Enfin dans un cas de cancer de l'utérus parvenu à sa dernière
période, alors que des lotions et des injections de divers désinfectants avaient été inutilement *mises en usage ;* il a suffi de quelques
injections avec l'émulsion de Coaltar étendu d'eau pour détruire
une odeur extrêmement fétide, dont se plaignait amèrement la ma-

lade au milieu des tortures que lui faisait endurer ce mal si souvent
accompagné d'horribles et indicibles douleurs.

Paris, 23 juillet.

Signé : BAZIN.

A ces résultats remarquables, j'en ajouterai un autre observé sur un malade du service de M. Bazin (pavillon
Saint-Matthieu), qu'il a omis de mentionner. Il portait à
chaque cuisse de larges chancres phagédéniques. Ces ulcères exhalaient une odeur très-fétide, et leur surface était
recouverte d'enduits pultacés grisâtres. L'émulsion de Coaltar a rapidement fait disparaître la mauvaise odeur, et l'aspect des plaies s'est subitement amélioré. Je n'ai pas pu
suivre ce malade, qui a demandé sa sortie de l'hôpital.

Je ne quitterai pas le service de M. Bazin sans parler
d'essais que nous continuons en ce moment sur des galeux.

La propriété insecticide du Coaltar, dont j'ai déjà parlé,
m'a fait penser que cet agent thérapeutique pourrait détruire
l'acarus scabiei.

M. Bazin, qui s'est beaucoup occupé du traitement de la
gale, a reconnu que plusieurs substances énergiques ne dé-
truisaient pas ces frêles animaux, parce qu'ils sont proté-
gés par l'épiderme. C'est pour cela qu'il conseille l'emploi
d'une friction rude pour déchirer les vésicules qui les re-
cèlent. Ces faits sont bien reconnus aujourd'hui.

Le Coaltar, dont les émanations suffisent pour détruire
rapidement des insectes plus robustes que les acarus, a
échoué dans un cas, grâce à l'épiderme protecteur. Sur ce
malade, trois lotions furent faites par jour, et trois jours de
suite, avec de la teinture de Coaltar saponiné additionnée
d'une fois son poids d'eau.

Persuadé que l'insuccès tenait à ce que le médicament

n'atteignait pas le petit animal, je modifiai la préparation.

Je fis un mélange d'acide pyroligneux à 8 degrés, saturé des principes du goudron minéral, avec parties égales de teinture de Coaltar saponiné. L'acide acétique, qui dissout l'épiderme, a été ajouté pour faire pénétrer le médicament jusqu'à l'animal.

L'application a été faite comme sur le premier malade, trois lotions par jour sur toutes les parties du corps à l'aide d'une éponge.

Le premier jour, il ne sentit plus de démangeaisons. Le lendemain, à la visite, tous les sillons avaient disparu. M. Bazin et M. Auzias-Turenne eurent toutes les peines du monde à trouver un acarus sur ce malade. Cependant, à force de recherches, M. Auzias parvint à en découvrir un qui n'était pas mort, mais qui ne marchait pas. Il n'exécutait que quelques mouvements de rotation très-peu sensibles à la loupe. Nous nous sommes demandé si cet insecte était malade ou bien s'il avait été blessé par l'épingle employée pour l'extraire. Nous nous sommes demandé aussi s'il ne provenait pas des vêtements, qui n'avaient pas été changés depuis l'entrée du galeux.

Le malade nous a paru guéri et a été renvoyé de l'hôpital avec recommandation de revenir le vendredi suivant.

Ne l'ayant pas revu, je suis allé chez lui pour constater définitivement le résultat, et j'ai appris avec plaisir qu'il était complétement guéri.

Le traitement de la gale se résumant aujourd'hui dans la destruction de l'acarus, il y a tout lieu de penser que la préparation que nous venons d'essayer réussira sur d'autres malades. La facilité d'emploi et le prix peu élevé de ce médicament pourront faire une heureuse concurrence à la

pommade sulfuro-alcaline généralement employée aujour-
d'hui.

A propos de ces deux médicaments dont les propriétés
chimiques sont opposées (acide dans l'un, alcaline dans
l'autre), je ferai une remarque qui a son utilité pratique.
Tous deux ont une propriété commune, celle de dissoudre
et par conséquent de pénétrer l'épiderme. C'est à cette
action que la pommade d'Helmerich me paraît devoir sa
supériorité sur les autres pommades dans le traitement de
la gale. Nous avons vu la teinture alcoolique, qui est un insecticide énergique, échouer, tandis que, mélangée avec l'a-
cide pyroligneux qui fait pénétrer le médicament, le succès
a été rapide.

Observation de M. le docteur Ch. Fournier. — *Cancer ulcéré*
du sein. Suppuration fétide.

M. le docteur Fournier a employé l'émulsion de Coaltar saponiné
pour désinfecter un cancer ulcéré du sein dont la mauvaise odeur
était plus pénible pour la malade que ses horribles souffrances. La
fétidité de la plaie a été rapidement détruite et son aspect grisâtre
s'est heureusement modifié. Des bourgeons charnus, d'une couleur
rosée, ont remplacé l'enduit pultacé de mauvaise nature qui existait avant l'emploi de ce médicament.

Les personnes qui entourent cette malade sont aussi heureuses
qu'elle de la disparition de cette mauvaise odeur.

L'une d'elles disait, il y a quelques jours : « Cette préparation est
venue bien à propos, non-seulement pour enlever la mauvaise
odeur, mais encore pour relever le moral affaibli de cette pauvre
dame. »

Observation du docteur Michon, *médecin de la Pitié.* — *Uré-*
thrite chronique ayant résisté aux moyens ordinaires. Gué-
rison.

Monsieur X, vingt-cinq à vingt-six ans, d'une constitution lymphatique, était atteint d'uréthrite chronique n'ayant pu être arrêtée
ni modifiée par de nombreux traitements antérieurs. Ils avaient sur-

tout consisté en balsamiques à l'intérieur et en injections astringentes.

Lorsque je vis le malade, l'écoulement blanchâtre était remarquable par son abondance. Il n'y avait pas de douleur ni d'engorgement. Les moyens habituels ayant échoué, je pensai que je pouvais essayer l'émulsion de Coaltar saponiné qui m'avait été remise par le docteur Lemaire.

Des injections ont été faites matin et soir avec l'émulsion au cinquième additionnée de 4 parties d'eau distillée, puis au tiers pendant dix jours environ. L'écoulement a cessé.

Je suis autorisé à penser que la maladie ne s'est pas reproduite. Je n'ai plus revu le jeune homme, qui était revenu me voir plusieurs fois pendant la durée du traitement.

Remarques. — Cette observation établit que le Coaltar saponiné peut guérir la blennorrhagie même dans les cas où les meilleurs moyens ont échoué. Malgré les résultats négatifs obtenus par le docteur Clerc et par moi, je pense que le succès remarquable rapporté par M. Michon doit fixer sérieusement l'attention des médecins sur ce point. Il est probable que de nouvelles tentatives viendront encore confirmer l'utilité du Coaltar saponiné dans cette affection.

Observations de M. le professeur VELPEAU, *extraites de son rapport sur les désinfectants.*

1° *Salle Sainte-Vierge*, n° 7.—Morangé (Désiré), âgé de quatorze ans, entré le 26 septembre 1859. Ecrasement des doigts indicateur et médius de la main gauche, dernières phalanges.

Dates de l'emploi.   Du 4 au 7 octobre.

Désinfectant.	Remarques.
Coaltar saponiné au cinquième.—Pas d'odeur; bon état de la plaie.	

2° *Salle Sainte-Catherine*, n° 27. — Horward (Camille), âgée de trente-deux ans, entrée le 19 septembre 1859. Vastes brûlures de la jambe, du genou et de la cuisse du côté gauche; deuxième, troisième et quatrième degré.

Dates de l'emploi. 25 et 26 septembre.

Désinfectant.	Remarque.

Saponine coaltarée au cinquième.　Douleur très-vive.

3° *Salle Sainte-Vierge*, n° 5. — Simon (François), âgé de vingt-sept ans, entré le 5 octobre 1859. Brûlure du cou-de-pied gauche, escarre profonde, située à la partie interne du tendon d'Achille.

Dates de l'emploi. 6, 7, 8 et 9 octobre.

Désinfectant.	Remarques.

Saponine coaltarée au cinquième. — Bon état de la plaie ; pas d'odeur ; douleur vive.

4° *Salle Sainte-Catherine*, n° 11. — Michel (Catherine), âgée de quarante-six ans, entrée le 20 août. Cancer du sein droit. Amputation le 28 septembre. Plaie très-étendue.

Dates de l'emploi. 1er octobre.

Désinfectant.	Remarques.

Coaltar saponiné au cinquième.—Désinfection assez complète.

2 . . . . Bon état de la plaie.

3 . . . .

4 . . . .

10 . . . .

11 . . . . Légère douleur.

J'ai copié ces observations telles qu'elles sont reproduites dans le rapport.

Je ferai remarquer que l'action désinfectante et le bon état des plaies, dus à l'émulsion de Coaltar, ont été reconnus sur trois de ces observations.

Dans la quatrième, une seule chose est constatée, la douleur produite ; en sorte que je ne puis savoir si, dans celle-ci, l'amélioration de l'aspect de la plaie et la désinfection ont eu lieu. Je trouve que ces observations, à part la douleur (quelle est la substance qui n'en provoque pas lorsqu'on l'applique sur des brûlures), sont dignes de figurer à côté de celles que j'ai rapportées précédemment.

Voici le jugement qu'a porté M. Velpeau [1] sur le Coaltar saponiné après son emploi dans ces quatre cas :

Un pharmacien de province, M. Le Beuf, et un médecin de Paris, M. Lemaire, ont pensé qu'une émulsion de Coaltar par la teinture de saponine serait un désinfectant et un détersif plus commodes ou plus efficaces que le topique Demeaux.

Les auteurs citent quelques observations en faveur de leur liqueur, et M. Bouley nous a dit s'en être servi avec quelques avantages de son côté, à Alfort. Nous l'avons essayé soit en lotions, soit au moyen de compresses, soit en en imbibant de la charpie ; la vérité est que la plupart des malades s'en sont plaints assez vivement, que les plaies n'ont à peu près rien éprouvé de satisfaisant, et que, par son emploi, la désinfection est restée très-imparfaite. La poudre plâtrée ou les cataplasmes ont été mis à sa place, sur les mêmes plaies, avec un avantage marqué. Il faut ajouter que, pour les usages en grand, cette préparation, d'un emploi moins désagréable du reste, serait incomparablement plus dispendieuse que l'autre. En injections, au fond d'oreilles malades et infectes, elle n'en a pas moins rendu quelques services à M. Menière.

Plus loin, dans les conclusions (pag. 20) :

La saponine et le Coaltar ne nous ont pas semblé former un topique préférable à beaucoup d'autres liqueurs connues dans le pansement des plaies, à la teinture d'aloès, par exemple.

Malgré le jugement défavorable que le savant rapporteur de l'Académie a porté sur le Coaltar saponiné, j'ai tenu à l'insérer dans ce travail, pour que tous les faits de la cause que je défends puissent être jugés par mes confrères. Ils décideront si ces conclusions sévères sont en rapport avec les faits qu'il a rapportés.

Les observations de M. Bouley et de M. Menière, dont parle M. Velpeau, y sont aussi insérées, on pourra les comparer aux paroles du savant rapporteur. On pourra égale-

---

[1] Page 13 du Rapport.

ment comparer le rapprochement qu'il fait de la teinture
d'aloès avec celle de Coaltar, et juger si ce rapprochement
est fondé. Quant à moi, je désire rester neutre. M. Velpeau
a été mon maître, comme professeur, pendant le cours de
mes études médicales ; on comprendra, je l'espère, le senti-
ment respectueux qui m'empêche de discuter sur ce point
avec lui.

Seulement, je dirai, dans l'intérêt du Coaltar saponiné ,
que M. Velpeau a été induit en erreur sur le prix de cette
préparation. Pour les arts, M. Le Beuf pourra la livrer à
un prix beaucoup moindre que celui de la liqueur de Labar-
raque. Pour la médecine, où de l'alcool de première qualité
et plus de soins sont indispensables à la préparation, le prix
en sera plus élevé.

Observations de **M. Bouley** , *professeur à l'école vétérinaire
d'Alfort.*

Ce savant professeur a employé l'émulsion de Coaltar saponiné
au cinquième sur des chevaux, dans les cas suivants :

1º Mal de garrot ;

2º Mal de nuque ;

3º Abcès salivaires ;

4º Plaies profondes de la région inguinale, à la suite d'extirpation
de tumeurs ;

5º Vastes décollements sous-cutanés ;

6º Plaies des veines à la suite de la saignée ;

7º Tumeurs sanguines ouvertes, dans lesquelles le sang avait subi
une décomposition putride ;

8º Plaies gangréneuses en général.

M. Bouley, qui m'a donné par écrit ce résumé des affections qu'il
a traitées, n'a pas eu le temps de rédiger ces observations. Il m'a dit
que toutes ces suppurations étaient infectes. Il a ajouté : « Je vous
autorise à dire que pour la désinfection, la détersion et l'action favorable à la cicatrisation , j'ai constaté ce que vous annoncez dans
votre note. Le Coaltar saponiné est un excellent topique qui, grâce à

la formule que vous m'avez donnée, fait aujourd'hui partie des médicaments les plus usités de la pharmacie de notre école. »

Ces résultats sont conformes à tous ceux que j'ai rapportés jusqu'à présent. Seulement, je ferai remarquer que la suppuration chez les chevaux est très-abondante, et que les foyers qui l'entretiennent sont bien plus étendus que chez l'homme. Si on mesure la difficulté de la guérison à l'étendue de la lésion, il est bien certain que les résultats obtenus par M. Bouley sont plus remarquables que ceux obtenus sur l'homme.

Observations de M. Barry, *vétérinaire, sur des chevaux qui portaient des sétons.*

Au mois de septembre dernier, ce vétérinaire distingué de Paris a eu l'obligeance d'appliquer l'émulsion au cinquième sur des chevaux qui portaient des sétons, confiés à ses soins. La suppuration était fétide. Une seule lotion a suffi pour faire disparaître la mauvaise odeur.

Il a constaté aussi l'action détersive puissante de cette préparation. Les plaies qui étaient recouvertes d'enduits pultacés en ont été sur-le-champ débarrassées et ont immédiatement pris un aspect rosé.

Dans ma note à l'Académie de médecine, j'ai mentionné ces résultats.

RÉSUMÉ ET APPRÉCIATION.

En résumé, tous les observateurs qui ont employé le Coaltar saponiné, y compris les observations de M. Velpeau, sont unanimes sur l'action désinfectante et détersive de cette substance. Ils sont à peu près unanimes pour déclarer qu'il ne détermine pas de douleur.

Plusieurs ont fait des réserves sur son pouvoir cicatrisant, parce qu'ils n'ont pas encore assez observé et qu'ils ne veulent pas s'avancer légèrement ; mais les médecins de l'hôpital civil de Bayonne, MM. Darricau et Petit, qui emploient ce médicament depuis dix mois, et M. le professeur Bouley, qui l'a appliqué un assez grand nombre de fois sur des chevaux, ont constaté comme moi l'action favorable qu'il exerce sur la cicatrisation.

Les médecins qui l'emploieront avec suite et avec tout le soin qu'on doit apporter à des expériences, obtiendront, je, n'en doute pas, les mêmes résultats.

Les observations qui précèdent, si remarquables à tant de titres, démontrent de plus que le Coaltar agit de la même manière sur des lésions d'origine et de nature diverses. Je ne crois pas qu'il existe un médicament dans la matière médicale, dont l'application aux surfaces suppurantes produise des effets aussi constants. Pourquoi obtient-on ces résultats? C'est que la suppuration, qu'elle provienne du chancre syphilitique ou du bubon de la peste ; qu'elle provienne du cancer ou de ce qu'on appelle une inflammation franche, est une seule et même chose. L'organisme peut être sous l'influence d'un principe général qui réclame un traitement spécial ; mais la plaie qui suppure, comme j'espère le démontrer tout à l'heure, est une surface sécrétante, dont le produit s'altère sous l'influence de l'air et donne naissance à une série de phénomènes provenant d'une seule et même cause : *la fermentation.*

Examinons ce qui se passe dans la suppuration pour arriver à démontrer l'action du Coaltar.

Tous les médecins connaissent l'influence fàcheuse que l'air exerce sur les plaies, sur le pus et sur tous les produits de sécrétion morbide. — La réunion par première intention et la méthode sous-cutanée ont été instituées pour prévenir son action dangereuse. Dans ces derniers temps, MM. Le Conte et Demarquay ont démontré les résultats avantageux que l'on obtient en maintenant les surfaces suppurantes dans une atmosphère d'acide carbonique. L'action nuisible de l'air est donc généralement reconnue. Mais comment agit-il?

Bérard[1], dans son remarquable travail sur le pus, a éclairé plusieurs points de son histoire. Il a étudié la formation de ce produit morbide, heure par heure, comme Home et Hunter l'avaient fait avant lui. Ces recherches l'ont conduit à établir que le pus est un produit de sécrétion fourni par les vaisseaux sanguins comme tous les autres produits sécrétés.

Au début de la sécrétion, le pus, dit-il, n'est autre chose que du sérum du sang, mais du sérum tel qu'il existe dans le sang en circulation, c'est-à-dire contenant la fibrine de ce liquide nourricier. Ce n'est qu'après un certain nombre d'heures qu'on y trouve les globules que les micrographes ont décrit comme caractéristiques du pus. Les membranes muqueuses enflammées sécrètent du mucus, puis du mucus puriforme, puis du véritable pus, sans qu'il soit nécessaire pour cela que leur surface soit ulcérée.

Il explique par les époques différentes où le pus a été recueilli, le peu d'accord qui existe dans les auteurs sur l'état neutre, acide ou alcalin de ce liquide. Neutre au début, acide un peu plus tard, enfin, quand la plaie devient fétide, la formation de l'ammoniaque est la cause de son alcalinité.

Ainsi donc, altération chimique du sérum et du mucus et formation de globules particuliers, tels sont les phénomènes essentiels que l'on observe dans la suppuration. Cherchons à les expliquer. Je viens de dire que sous l'influence de l'air le pus devenait acide. Les acides qui ont été reconnus dans ce liquide sont l'acide lactique, l'acide carbonique et l'acide acétique. Plus tard il se forme de l'ammoniaque, et j'ajouterai de l'hydrosulfate d'ammoniaque. MM. Donné,

---

[1] Dict. de Médec., art Pus.

Vogel, Valentin, Wagner et d'autres savants ont signalé dans le pus la présence d'animalcules vivants.

Le pus contient donc tout ce qu'on trouve dans les liquides animaux en putréfaction. On suit pas à pas sa transformation. D'abord neutre, puis acide, puis alcalin et enfin formation d'hydrogène sulfuré, tous ces changements ont lieu à mesure que la fermentation progresse.

Reste la formation des globules. Je pense qu'ils sont, comme les produits précédents, le résultat de la fermentation.

Lorsqu'on examine au microscope de la levure de bière, on la trouve entièrement formée de globules ou de corpuscules ovoïdes de 1 centième de millimètre de diamètre ; souvent leur pourtour semble garni de petits appendices.

Dès que la fermentation est en train, les globules s'agitent en tout sens, et si la substance soumise à la fermentation est mêlée d'une matière albuminoïde, ils deviennent plus volumineux et semblent s'accroître par des appendices latéraux. Ce phénomène a conduit plusieurs savants à considérer la levure comme un être organisé. Elle serait une espèce de végétal, un champignon se développant par voie de bourgeonnement. Cette opinion, d'après Gherardt, est partagée par Cagniard La Tour, Turpin, Schwann, Mittscherlich et d'autres savants. Les recherches récentes de M. Pasteur donnent un nouvel appui à cette opinion.

J'ai dit que les globules du pus n'apparaissent dans la sérosité que quelques heures après le début de cette sécrétion. Home et Hunter ont constaté que les premiers globules sont beaucoup plus petits que ceux qu'ils ont observés plus tard. On sait qu'on trouve des globules de pus qui ont un, deux, trois et quatre noyaux. On trouve donc la plus grande analogie entre le développement des globules de pus et celui qui a été observé dans ceux de la levûre de bière par des savants de premier ordre. Il me paraît rationnel de leur attribuer la même origine.

De plus, je ferai remarquer que ces savants n'ont constaté la présence de ces globules qu'au bout de dix heures, juste le temps nécessaire pour que la fermentation se développe. Les produits chimiques que l'on y constate suivent, pour leur apparition successive, la même marche que ceux qui se forment dans tous les liquides en putréfaction.

La première observation que je rapporte, et sur laquelle j'ai reproduit à volonté la formation du pus, me paraît avoir donné les mêmes résultats que la sérosité des vésicatoires, sur laquelle les savants que je viens de citer ont étudié la formation du pus.

L'altération chimique que l'on observe dans le pus est donc la même que celle que tous les chimistes ont reconnue dans la fermentation de liquides animaux, et le Coaltar produit sur le pus les mêmes effets que sur des liqueurs en décomposition, c'est-à-dire qu'il arrête et prévient la fermentation. (Dans une série d'expériences, je démontrerai plus loin cette action du Coaltar.) C'est à ces propriétés du Coaltar que j'attribue les effets remarquables qui ont été obtenus jusqu'à ce jour dans le pansement des plaies. Ce point établi, on s'explique pourquoi les plaies sur lesquelles un courant continu d'eau froide est entretenu ne présentent jamais de mauvaise odeur, ni aucun signe de fermentation. La température basse que ce courant établit dans la partie lésée, la place dans des conditions défavorables à la fermentation. Le produit sécrété, ne séjournant pas, ne peut pas subir la métamorphose que j'ai signalée. Les irrigations d'eau sont dans les blessures ce que sont les bornes-fontaines aux ruisseaux pour l'assainissement des villes.

Comme on le voit, tous ces faits donnent un grand poids à l'opinion que je soutiens.

En résumé, comme Bérard, je pense que le pus, au début de sa formation, est du sérum du sang contenant de la fibrine. Mais le travail ultérieur qu'il subit, et qu'il attribue à une action mystérieuse des tissus, je pense qu'il est le résultat d'une fermentation.

Cette question, que j'aborde en passant dans ce travail, me paraît assez importante pour que je la traite *in extenso* dans un autre mémoire. J'essaierai de démontrer par de nouvelles expériences, par la fermentation directe du sérum du sang et autrement, que le pus, à la surface du corps, est tout à la fois le produit d'une sécrétion et d'une fermentation, et que celui qui se forme au sein de l'organisme pourrait bien avoir la même origine.

Les faits contenus dans ce chapitre me permettent d'affirmer que tous les foyers de suppuration et de sécrétion fétides, quelle que soit leur origine, pourront être instantanément désinfectés par le Coaltar saponiné. Ce résultat immédiat de la disparition de ces foyers d'infection, ajouté à ceux que l'on peut obtenir par le même moyen sur les excréments et même sur les lits des malades, placera ces derniers dans des conditions nouvelles de salubrité. J'ai déjà signalé les bons effets obtenus par les médecins de l'hôpital de Bayonne pour la salubrité des salles de malades.

Il n'est pas impossible que des ablutions et des injections faites sur les nouvelles accouchées avec l'émulsion de M. Le Beuf, ne soient un moyen préventif contre la terrible fièvre puerpérale.

Deux de nos savants confrères font en ce moment à l'hôpital Sainte-Eugénie des essais dans des directions différentes : l'un, **M. Barthez**, sur les affections des organes respiratoires ; l'autre, M. Marjolin, dans les abcès par congestion et contre d'autres affections chirurgicales. Espérons que leurs expériences seront couronnées par de bons résultats.

De nombreuses applications surgiront naturellement des propriétés du Coaltar saponiné. Il est probable que dans les grandes opérations on pourra prévenir ces suppurations abondantes qui font le désespoir des chirurgiens et qui deviennent un si grand danger pour les malades.

L'action du Coaltar saponiné sur les lombrics donne l'indication de l'essayer comme vermifuge ; peut-être qu'il fournira un excellent remède contre le ténia.

Il paraît que dans plusieurs usines à gaz, les employés n'ont pas été atteints par le choléra. Déjà M. Bouley m'avait signalé ce fait, qui mérite de fixer l'attention. M. Le Beuf m'écrit que le directeur de l'établissement de gaz de Bayonne lui a dit, que les ouvriers de cet établissement n'ont pas été atteints de cette maladie pendant les épidémies ; il lui a dit aussi que ses ouvriers sont préservés des maladies de la peau ; que les dartreux guérissent et qu'ils ne sont jamais atteints de la gale, malgré leurs relations avec d'autres ouvriers infectés. Les enfants atteints du croup guérissent, dit-il, dans l'atmosphère des ateliers. Ces faits, quoique rapportés par un homme du monde, m'ont paru assez importants pour être signalés.

Nous serons bientôt fixés sur les propriétés du Coaltar saponiné dans les maladies cutanées. M. Bazin a commencé à l'hôpital Saint-Louis une série d'expériences que nous ferons connaître. A l'école vétérinaire d'Alfort, M. Bouley a obtenu déjà de très-heureux résultats de son emploi sur les chiens contre ces affections. L'action toxique du Coaltar sur les animaux inférieurs et sur les plantes fait pressentir

les effets qu'on pourra en obtenir dans les maladies parasitaires.

III.—APPLICATIONS A L'HISTOIRE NATURELLE.

L'histoire naturelle pourra utiliser dans de grandes proportions le Coaltar saponiné, soit sous forme de teinture,
soit sous celle d'émulsion ; ce moyen, qui ne possède aucune propriété corrosive, remplacera avec avantage, dans
les recherches anatomiques, le chlorure de zinc et le sul-
fite de soude. Les mains des observateurs et leurs in-
struments seront, par son emploi, préservés de fâcheuses
atteintes.

Un autre avantage non moins précieux, c'est la propriété
que possède l'émulsion de conserver les chairs dans toute
leur fraîcheur. La matière nerveuse de la moelle, qui est
en général si prompte à se décomposer, ne subit aucune altération ; du moins, c'est ce que M. Gratiolet, chef des travaux anatomiques du Muséum, a observé, après deux mois
de séjour dans ce liquide. Un fait bien remarquable aussi
qu'il a observé, c'est que l'émulsion étendue d'eau, en
même temps qu'elle retarde la putréfaction, agit comme
l'eau pure, en permettant la macération des tissus. Les ma-
cérations anatomiques perdront par là l'odeur désagréable
et malsaine qu'elles dégagent.

Tous les anatomistes savent combien sont repoussantes
les recherches faites sur les viscères abdominaux. Le contact de leurs fluides et dès surfaces péritonéales, quand le
cadavre n'est pas absolument frais, laisse aux mains une
odeur repoussante qui résiste à des lavages répétés et ne se
dissipe qu'au bout de plusieurs heures.

En versant quelques verres d'émulsion au cinquième dans la cavité abdominale, après l'avoir ouverte et en l'y maintenant pendant quelques minutes, on prévient cette conséquence désagréable. Dans les autopsies et dans les exhumations son emploi pourra rendre de grands services.

Plusieurs applications ont été faites au Muséum par M. Gratiolet pour la conservation des animaux entiers, avec le plus grand succès. Nous citerons seulement celle que nous avons faite sur un aigle mort à la Ménagerie.

Pour que cette expérience fût plus concluante, nous convînmes que cet animal, qui sent mauvais pendant la vie, serait abandonné jusqu'à ce qu'il entrât en putréfaction. Au moment de l'expérience, il exhalait une très-mauvaise odeur, la peau était verte, offrait çà et là quelques moisissures, et ses plumes commençaient à se détacher. Une injection de teinture de Coaltar saponiné fut faite par les artères. Immédiatement après, la mauvaise odeur disparut, les plumes se raffermirent, reprirent un peu d'éclat, et ne tombèrent plus. Depuis près de cinq mois que cette expérience a été faite l'animal est desséché et dans un parfait état de conservation.

D'autres expériences de même nature ont été faites sur plusieurs autres animaux avec le même succès. Ces résultats permettront d'en faire l'application aux embaumements. Les animaux conservés par ce moyen ont encore un avantage sur le chlorure de zinc, c'est qu'aucune moisissure ne se développe sur leurs cadavres. On sait que le chlorure de zinc ne les en préserve pas.

Le pouvoir conservateur de l'émulsion est moins grand que celui de la teinture. Cette dernière, non-seulement, conserve très-bien, mais elle empêche la chute des poils et des plumes, favorise le desséchement, et pourrait, dans certains cas, être proposée comme un procédé taxidermique facile et économique.

Les anatomistes savent combien il est difficile et dispendieux de faire venir, de pays lointains, des animaux dans un état de conservation convenable pour l'étude. Avec le Coaltar saponiné, ces inconvénients disparaîtront.

J'ai fait des expériences intéressantes avec le Coaltar saponiné sur un certain nombre d'animaux inférieurs. M. Velpeau (*loc. cit.*) a remarqué que les mouches et les insectes avaient disparu des salles d'autopsie, après qu'on y eût introduit la poudre de MM. Corne et Demaux. M. Parisel [1], dès 1844, a proposé l'huile lourde de goudron pour préserver les bois de la destruction des insectes. Il paraît que les administrations des chemins de fer ont fait une large application de ce moyen, et en ont retiré de grands avantages. Ma curiosité m'a fait rechercher la cause de cette préservation et de cet éloignement des insectes du Coaltar.

J'ai placé et maintenu sur de la ouate imbibée de teinture de Coaltar, en plein air, des escargots, des limaces, divers coléoptères (gros et petits), des chenilles, des punaises, des mouches, des pucerons, des fourmis, des araignées, des charançons, des poux, des morpions (V. obs. 9, p. 33) et des lombrics.

Pour varier l'expérience, j'ai placé les insectes dans des boîtes en carton, dont l'intérieur avait été préalablement imprégné de teinture de Coaltar saponiné et séché. Toutes ces boîtes furent percées sur toutes leurs faces de nombreux trous, pour permettre la circulation de l'air. Tous ces insectes sont morts rapidement, les petits, en quelques minutes, et les plus gros ont résisté jusqu'à une heure. Il

---

[1] V. Monit. des sciences médic., *Etudes sur le Goudron minéral*, février et mars 1860.

n'y a jamais eu qu'une seule espèce à la fois dans une boîte.

Si on fait mouvoir ces animaux sur une planche ou sur tout autre objet mouillé de teinture de Coaltar, de manière que leur corps soit faiblement atteint par ce liquide, ils meurent en quelques minutes.

L'acide phénique et la benzine les tuent aussi rapidement. La naphtaline est aussi toxique pour eux, mais à un degré moindre.

Dans l'usine de M. Couvreur (pour l'extraction du suif), au Bourget, j'ai imbibé des chairs corrompues de Coaltar saponiné, et je les ai exposées au milieu d'une grande quantité de mouches à viande. Cela suffit pour les en éloigner. Pour faire une expérience comparative, j'ai placé à environ un mètre de distance un' autre morceau de chair altérée sans l'imprégner de Coaltar. En un instant, il était couvert de ces mouches, tandis qu'elles volaient autour du premier sans s'y arrêter.

Ces expériences me paraissent démontrer que les insectes et d'autres animaux s'éloignent du Coaltar, parce qu'il est un poison violent pour eux.

Il paraît que de plus gros animaux s'en éloignent aussi. M. L. Krafft, directeur de l'abattoir municipal, m'a dit que les rats ne touchaient pas à de la viande imprégnée d'acide phénique. Depuis longtemps déjà Liébig a indiqué l'action toxique de l'acide phénique sur les poissons (*Chimie organ.*, t. III, p. 90, édit. 1844). M. Bouchardat (*Annuaire de thérap.* pour 1860) dit : Cet acide exerce une action toxique très-puissante sur tous les êtres qui vivent dans l'eau.

Ces faits permettront de faire de nombreuses et importantes applications du Coaltar saponiné et de ses composants.

Je me suis assuré qu'une ligne de quelques centimètres tracée avec le Coaltar saponiné, sur le lieu de passage des fourmis et dès escargots, suffit pour les empêcher de la franchir.

On peut, par ce moyen simple, préserver nos habitations et les arbres de l'action destructive de ces animaux.

J'ai fait, avec de la terre goudronnée, des expériences pour protéger les plantes potagères et d'autres d'agrément, qui ont parfaitement réussi, pour les mettre à l'abri des limaces et des insectes non ailés. Il suffit de recouvrir le sol autour de la plante, dans une étendue de 20 à 25 centimètres carrés, d'une couche mince de terre goudronnée, pour les préserver complétement des limaces et de quelques autres insectes.

J'ai fait, avec mon jardinier, d'assez nombreuses expériences comparatives dans un grand jardin à la campagne, qui ont démontré l'efficacité de ce moyen simple. Les mêmes plantes, qui n'étaient pas protégées par la terre goudronnée, placées dans le même terrain que les autres, étaient visitées par de nombreuses limaces et par divers insectes. Cette terre goudronnée qui, comme je le dirai plus loin, empêche la germination, paraît exercer une influence favorable à la végétation. Les émanations lentes d'hydrogène carboné que dégage le goudron m'ont paru donner de la vigueur aux plantes. Elles étaient plus vertes et plus vigoureuses que leurs voisines, qui ne recevaient pas d'émanations du goudron.

J'ai placé au fond d'une fourmilière (*formica nigra*) qui existait depuis quatre ans dans mon jardin, et qu'on n'était pas parvenu à détruire, de la terre goudronnée au fond et sur le sol. Le lendemain, les fourmis avaient disparu sans que l'on pût savoir où elles s'étaient réfugiées ; mais il est probable qu'elles avaient des galeries profondes, où elles s'étaient d'abord retirées, car depuis, nous en avons trouvé un nombre considérable de mortes. Cette fourmilière, qui n'avait pas moins d'un mètre carré de surface, est complétement détruite.

J'ai tué les pucerons, sur plusieurs arbres, à l'aide d'un pinceau imprégné de teinture de Coaltar saponiné. Mais ce moyen détruit en même temps les feuilles et les jeunes pousses. Si on veut s'en servir, il faut l'étendre d'eau (3 ou 4 parties).

Je me propose de faire faire des essais dans les greniers où on conserve de grandes quantités de blé. Je pense qu'on pourra le préserver du charançon, en imprégnant le sol et les murs, à plusieurs reprises, avec de la teinture de Coaltar saponiné. Le blé sera recouvert d'une toile imprégnée de cette même substance. Si à l'aide de ce moyen, peu dispendieux, on pouvait préserver le grain de l'attaque de ces animaux, ce serait un grand service rendu.

Peut-être qu'en plaçant sur le sol des granges de la terre goudronnée et, de distance en distance, dans le tas de gerbes, des sacs longs et étroits, remplis de cette même terre, on empêcherait ces animaux de s'y fixer. On pourrait aussi enduire les murs avec le Coaltar. Pour les meules de grains, on pourrait employer le même moyen.

Les peaux d'animaux récemment écorchés, et qui sont destinées à la préparation des cuirs, pourront être conservées sans altération à l'aide du Coaltar saponiné. Ce moyen sera un double bienfait pour l'industrie et pour la santé des ouvriers qui les travaillent.

Les punaises ne visitent plus les meubles qui ont été imprégnés de teinture de Coaltar saponiné. On l'applique à l'aide d'un pinceau. J'en ai fait mourir dans les crevasses d'un mur par le même procédé.

On sait combien sont dangereuses pour l'homme et les animaux, les mouches qui se nourrissent de chairs corrompues ou de celles d'animaux morts de maladies charbonneuses. On pourra prévenir ces dangers par des imprégnations de Coaltar saponiné faites à propos.

Je pense qu'il suffira d'en mettre dans de petits vases, à chaque extrémité d'une chambre ou d'une écurie, pour en éloigner les mouches.

Les éleveurs pourront peut-être éloigner les taons des chevaux en leur imprégnant le poil de Coaltar saponiné. On sait combien les piqûres de ces insectes font souffrir ces pauvres animaux ; ceux qui paissent en liberté succombent quelquefois à la suite de nombreuses piqûres.

Je signale ces faits aux vétérinaires, qui pourront en faire d'utiles applications aux chevaux malades pendant les chaleurs.

Je pense que pour les collections d'entomologie et de botanique, cette préparation pourra être très-avantageusement employée.

Je vais faire des essais sur l'oïdium. Je ferai connaître les résultats que j'en obtiendrai.

IV. — EXPÉRIENCES.

Dans ce chapitre, j'ai réuni les expériences qui n'ont pas pu trouver place dans la description générale. Je les diviserai en trois séries, savoir :

1° Celles qui empêchent les fermentations ;

2° Celles qui ont pour but la désinfection ;

3° Enfin, celles dans lesquelles j'étudie la part d'action de chacun des composants du Coaltar saponiné, dans les deux premières séries.

A. *Expériences avec le Coaltar saponiné, qui empêchent les fermentations.*

M. Le Beuf a constaté que la teinture de Coaltar saponiné empêchait l'altération du sang et le maintenait à l'état liquide en lui donnant une couleur pourpre.

Je vis dans ce fait deux choses importantes : la conservation d'un des liquides les plus putrescibles, et le sang qui ne se coagulait pas sous son influence.

Pour étudier ce fait, je répétai l'expérience de la manière suivante :

Dans cinq bocaux contenant chacun six cents grammes, je fis recueillir du sang de bœuf, au moment de sa sortie des vaisseaux.

Dans l'un d'eux, le sang a été abandonné à lui-même. Il s'est coagulé et est entré promptement en putréfaction.

Dans deux autres, j'avais préalablement introduit dans l'un quinze grammes et dans l'autre trente grammes de teinture de Coaltar saponiné.

Le sang agité avec ces liquides a immédiatement pris une coloration pourpre et ne s'est point coagulé. Ces deux bocaux, que j'avais mal fermés à dessein, furent abandonnés. Celui qui ne contenait que quinze grammes de teinture de Coaltar saponiné commença à présenter des signes de putréfaction un mois après. Celui qui en contenait trente grammes est encore aujourd'hui, six mois après l'expérience, parfaitement conservé. Seulement un précipité cailleboté existe au fond du vase.

Pour étudier comparativement l'action de la teinture de Saponine, j'ai ajouté dans les deux autres bocaux, dans l'un quinze grammes et dans l'autre trente grammes de teinture de Saponine. Le sang ne s'est point coagulé et a pris, comme avec le Coaltar saponiné, une coloration pourpre. Le sang qui ne contenait que quinze grammes de teinture de Saponine a donné des signes de putréfaction trois semaines après l'expérience, et celui qui en contenait trente grammes, deux mois après.

Ces expériences apprennent : 1° que l'alcool et la Saponine retardent la fermentation du sang, mais ne l'empêchent pas ;

2° Qu'un vingtième de teinture de Coaltar saponiné suffit pour empêcher sa putréfaction :

3° Que c'est la Saponine qui maintient le sang à l'état liquide en l'émulsionnant.

Cette propriété de la Saponine pourra recevoir des applications thérapeutiques et industrielles qui pourront devenir importantes. Je me propose de revenir sur ce point dans un autre travail.

B. *Expériences sur la fermentation alcoolique, température 15 à 18° centig.*

```
Pr. Eau de fontaine.   . . . . . .   125 grammes.
    Sucre.   . . . . . . . . .       10 grammes.
    Levûre de bière.   . . . . .      2 grammes.
    Teinture de Coaltar saponiné.  .  4 grammes.
```

Dans une autre fiole, les mêmes éléments fermentescibles ont été introduits, moins le Coaltar. Ce liquide entra rapidement en fermentation, tandis que l'autre n'en a pas donné, un mois après, le moindre signe.

Cette expérience prouve que la teinture de Coaltar saponiné empêche la fermentation alcoolique.

C. — *Expérience pour empêcher la fermentation putride.*

12 litres d'eau ayant servi, par une ébullition prolongée, à extraire le suif de divers débris d'animaux, ont

été recueillis au moment de leur sortie des presses. Ce liquide n'offre aucune mauvaise odeur. On y mélange 125 grammes de teinture de Coaltar saponiné (soit 10 grammes 50 centigrammes par litre).

12 litres de ce même liquide sont abandonnés à eux-mêmes, à l'air libre, à côté des précédents. Quinze jours après, ce dernier était infect, tandis que celui qui contenait le Coaltar saponiné ne présentait aucun signe de putréfaction. L'odeur de goudron seule était perçue.

Cette expérience prouve que le Coaltar saponiné empêche la fermentation putride.

M. Le Beuf conserve depuis près d'un an un morceau de mouton sans altération, qu'il avait fait macérer pendant vingt-quatre heures dans l'émulsion au cinquième. Les résultats de ces expériences, ajoutés à ce que j'ai dit sur les applications à l'histoire naturelle, prouvent surabondamment que le Coaltar saponiné empêche les fermentations.

D. — *Expériences sur la germination.*

On sait, depuis longtemps, que les phénomènes chimiques qui ont lieu pendant le développement du germe des végétaux sont le résultat d'une fermentation.

Pour juger l'action du Coaltar sur ce phénomène naturel, j'ai institué une série d'expériences dans un double but.

Les cultivateurs sont souvent obligés de recommencer plusieurs fois leurs semailles, parce que les graines sont mangées par les animaux, principalement par les insectes. Les nombreuses expériences que j'ai faites sur les animaux inférieurs m'ayant démontré que ceux-ci s'éloignent de cette substance, qui est un poison pour eux, je conçus l'espoir de protéger les semis avec elle. La propriété que possède le Coaltar saponiné d'arrêter et de prévenir les fermentations me fit employer le goudron de houille mélangé avec de la terre de jardin, réduite en poudre grossière, dans le rapport de 4 pour 100 environ. J'espérais que ce moyen, moins énergique que le Coaltar saponiné, suffirait pour éloigner les insectes, et que, peut-être, il n'empêcherait pas la germination de suivre sa marche habituelle. Mais mon espoir ne s'est pas réalisé.

Les expériences ont été faites sur des pois, des lentilles, des haricots, des pommes de terre, des graines de choux, de radis, de mauve et de gazon. Les semis ont été faits dans le même terrain, dans un grand jardin à la campagne, par les procédés ordinaires. Ces graines ont été divisées en deux parties : les unes ont été abandonnées à elles-mêmes, tandis que les autres, placées dans les trous ou dans les rayons tracés à cet effet, ont été recouvertes incomplétement de terre goudronnée. De cette manière, il était facile de comparer. Celles qui ont été abandonnées à elles-mêmes ont poussé rapidement. Aujourd'hui, les tiges des légumineuses et de la pomme de terre n'ont pas moins de quinze centimètres de haut, à partir de la surface du sol, et sont recouvertes de feuilles ; en un mot, elles sont dans les meilleures conditions de végétation. Les choux, les radis, la mauve et le gazon sont aussi très-bien développés.

Celles qui ont été entourées de terre goudronnée ne donnent à l'extérieur aucun signe de végétation. Examinées dans la terre, le plus grand nombre des graines n'étaient que ramollies. Quelques-unes présentaient des signes d'un commencement de végétation. La plus longue gemmule que j'aie observée avait un centimètre de long. D'autres apparaissaient comme une tête d'épingle. J'attribue ce commencement de développement qu'ont présenté quelques graines à ce qu'elles étaient incomplétement recouvertes de terre goudronnée. Pour juger définitivement cette question, j'ai placé d'autres graines, semblables à celles qui ont été expérimentées, dans de la terre goudronnée. Je verrai si elles donnent signe de végétation.

Ces expériences intéressantes me paraissent établir suffisamment que le Coaltar empêche la germination et viennent démontrer d'une manière nouvelle sa propriété d'empêcher les fermentations.

EXPÉRIENCES SUR LA DÉSINFECTION.

Pour ces expériences, j'ai abandonné à la fermentation putride la plus avancée diverses matières, afin que mes expériences aient une valeur incontestable. Il serait difficile de trouver des liquides plus infects.

E. — *Caséum recueilli dans les matières fécales d'un malade, abandonné dans l'eau jusqu'à ce que la fermentation l'ait réduit en bouillie.*

Son odeur insupportable rappelle celle de très-vieux fromage altéré.

F. — *Sang en putréfaction depuis quatre mois.*

Odeur infecte, dangereuse à respirer. Le papier de plomb révèle un dégagement d'hydrosulfate d'ammoniaque.

G. — *Viande de bœuf en putréfaction dans l'eau depuis trois mois.*

La décomposition est tellement avancée qu'il ne reste plus que quelques débris d'aponévroses presque réduits en bouillie.

Très-mauvaise odeur. Les assistants hésitent pour la respirer.

H. — *Liquide provenant de la décoction de différents débris d'animaux pour l'extraction du suif.*

Il exhale une odeur méphitique. Le papier de plomb
placé un peu au-dessus du niveau de ce liquide brunit rapidement.

Tous ces liquides ont été traités par la teinture de Coaltar saponiné et par l'émulsion au cinquième.

La teinture a enlevé leur mauvaise odeur.

L'action de l'émulsion a été un peu moins énergique.

Pour le liquide caséeux il est résulté, avec cette dernière,
une modification dans l'odeur qui semblait rappeler celle de
l'émulsion et du liquide putréfié. Cette nouvelle odeur était
désagréable.

En examinant attentivement ce qui se passait dans ces
expériences, j'ai reconnu que pendant un certain temps
après l'introduction du Coaltar, il se dégage une odeur légère rappelant un peu celle du liquide putréfié.

J'ai été frappé de ce fait sur moi, à la suite d'expériences
faites au Bourget, dans l'usine de M. Couvreur. J'avais ma-
nié pendant plus d'une heure des chairs et des liquides
corrompus ; je plongeai mes mains dans l'émulsion au cinquième, sans les essuyer, pour les désinfecter. Quelques
minutes après je sentis la mauvaise odeur qui se dégageait.
Ma première pensée fut que la désinfection n'était pas complète. Mais une demi-heure après l'odeur de goudron seule
persistait.

Pour étudier ce fait, je plaçai, dans un grand seau en terre
vernie environ quinze litres du liquide G (voir page **76**).

La désinfection fut faite avec l'acide phénique. L'odeur
repoussante avait disparu. Seulement, un dégagement lent
de mauvaise odeur se reconnaissait encore. Je couvris le

vase aussi bien que possible avec un couvercle ajusté. Quarante-huit heures après on enleva ce couvercle. Une odeur infecte se dégagea. L'eau fut changée. Je recueillis toutes les matières ayant quelque consistance dans le liquide expérimenté ; je les désinfectai de nouveau avec l'acide phénique. Cette fois le vase ne fut pas recouvert, pour laisser une large communication avec l'air atmosphérique. La mauvaise odeur ne reparut plus.

Ces expériences me paraissent établir que dans la désinfection avec le Coaltar saponiné et avec l'acide phénique, l'intervention de l'air est indispensable.

M. Gratiolet, si sagace observateur, a constaté le même fait sur un pénis de cochon, d'une odeur repoussante. La désinfection avait été faite avec de l'émulsion de Coaltar saponiné au cinquième, et le vase qui le contenait recouvert. La mauvaise odeur reparut. On remplaça l'émulsion par une nouvelle quantité de ce liquide, et on laissa communiquer le vase directement avec l'air. La désinfection fut complète. Ce savant naturaliste a constaté plusieurs faits du même genre, et il est convaincu, comme moi, que l'intervention de l'air est indispensable.

Seulement on peut se demander si l'air agit comme véhicule pour enlever la mauvaise odeur, ou bien s'il y a sous son influence une action chimique.

I. — *Débris d'animaux (abats) putréfiés.*

J'ai fait plusieurs expériences sur des débris d'animaux qu'on avait à dessein laissé putréfier.

Environ deux kilogrammes de ces abats ont été plongés dans de l'émulsion au cinquième. Deux autres kilogrammes de ces mêmes débris ont été plongés dans le liquide ayant déjà servi à désinfecter les précédents.

La même expérience fut répétée deux fois avec quatre autres kilogrammes d'abats, mais avec de l'émulsion au dixième.

Tous ces débris expérimentés ont été placés au soleil, dans un grand baquet, avec des numéros d'ordre. Quinze jours après ils ne présentaient aucun signe de putréfaction.

Depuis j'ai varié ces expériences de bien des manières sur diverses parties d'animaux, et toujours avec le même succès.

J. — *Expériences comparatives pour déterminer la part d'action des principaux composants du goudron (acide phénique, benzine et naphtaline).*

Pour ces essais j'ai mis à profit, pour les liquides à désinfecter seulement, la propriété que possède la Saponine d'émulsionner ces trois corps insolubles dans l'eau. Préparés de cette manière, leur emploi était beaucoup plus facile et plus certain. D'un autre côté, cette préparation les rapprochait du Coaltar saponiné. En sorte que les expériences étant faites dans les mêmes conditions et sur les mêmes liquides putréfiés, les résultats comparés à ceux obtenus avec le Coaltar saponiné devaient être concluants.

K. — *Expériences comparatives sur la fermentation alcoolique (acide phénique, benzine, naphtaline).*

Dans trois mélanges semblables à ceux employés pour expérimenter le Coaltar saponiné :

Pr. Eau. . . . . 125 gr.
Sucre. . . . . 10 gr.
Levùre de bière. . . . . 2 gr.
Température. . . . . 15° à 18° cent.

On ajoute dans l'un cinq gouttes d'acide phénique ; dans l'autre, dix gouttes de benzine, et dans le troisième 50 centigrammes de naphtaline en poudre.

L'acide phénique et la benzine ont empêché la fermentation. Deux mois après l'expérience, ces liquides n'en donnaient aucun signe.

La naphtaline a seulement un peu retardé (24 heures) la fermentation.

L. — *Expériences pour empêcher la fermentation de la viande.*

Trois morceaux de cœur de bœuf pesant chacun 60 grammes ont été suspendus dans trois bocaux d'une capacité de deux litres.

Dans le premier, on introduisit au fond du vase dix gouttes d'acide phénique;

Dans le second, on abandonna la viande à elle-même;

Le troisième morceau fut imprégné d'une couche mince d'acide phénique à l'aide d'un pinceau.

Les deux morceaux soumis d'une manière différente à l'influence de l'acide phénique se sont parfaitement conservés, tandis que celui qui a été abandonné à lui-même est entré rapidement en putréfaction.

Un autre morceau de viande de bœuf a été imbibé de benzine et abandonné à lui-même dans un flacon bouché hermétiquement; cette viande, après deux mois d'expérience, n'a pas donné le moindre signe de putréfaction, elle conserve à peu près l'aspect de la viande fraîche.

Enfin, j'ai saupoudré un morceau de chair fraîche avec de la naphtaline ; quatre jours après on percevait une légère odeur de putréfaction.

Le résultat que j'ai obtenu avec la vapeur d'acide phénique m'a fait tenter une expérience pour conserver la viande à l'état frais. J'ai enduit l'intérieur d'un bocal d'acide phénique à l'aide d'un pinceau, puis j'y ai placé 500 grammes de viande de bœuf; ce bocal, bien bouché et goudronné avec la cire à cacheter les bouteilles, a été abandonné depuis trois mois ; aujourd'hui la viande n'est pas altérée, elle a pris une légère teinte bistre et offre à peine l'odeur d'acide phénique. Je vais poursuivre ces essais, qui peuvent acquérir une grande importance pour la conservation des viandes fraîches.

Ces expériences prouvent que l'acide phénique et la benzine empêchent la fermentation alcoolique et la fermentation putride ;

Que la naphtaline retarde seulement un peu ces fermentations.

M. Calvert [1], dans une communication intéressante sur le Coaltar, a indiqué la diversité de composition de cette substance, suivant sa provenance, puis il a donné les résultats de ses expériences faites pour savoir quel est le principe du goudron qui empêche la putréfaction. Il ne s'est point occupé de la désinfection. D'après lui, la parafine, la benzine, la naphtaline et l'huile lourde de houille [2], n'ont que peu de pouvoir antiseptique, mais il dit que l'acide carbolique (acide phénique) possède cette propriété au plus haut degré ; que des cadavres injectés avec une dissolution faible de cet acide se sont conservés pendant plusieurs semaines sans décomposition ; que la fermentation de l'urine et la fermentation gallique sont empêchées par une petite quantité de cet acide.

---

[1] Note à l'Académie des sciences, octobre 1859.
Je dois dire que plusieurs des faits contenus dans cette note ont été signalés par Liebig depuis quinze ans. (V. *Chimie Organ.*, 1844, loc. cit.). V. aussi Gerhardt, *Chim. Organique,* t. III, pag. 18.

[2] Je n'ai pas expérimenté l'huile lourde de houille, parce que c'est un corps composé d'acide phénique et de plusieurs hydrocarbures. Je n'ai voulu opérer qu'avec des substances pures pour avoir des résultats certains.

La parafine n'existant que dans une espèce de houille, le Boghead et le Coaltar que j'expérimentais n'en contenant pas, je n'ai pas étudié ses propriétés.

Je pense que cette substance, qui est si douce, qui a tant d'analogie avec les corps gras, qui est employée en parfumerie pour remplacer la cire, n'offre pas un intérêt bien grand pour la désinfection et la conservation des matières végétales ou animales.

Contrairement à M. Calvert, je suis autorisé à dire que la benzine possède un pouvoir antiseptique très-grand. Les expériences que j'ai rapportées le prouvent suffisamment. Elle empêche les fermentations avec autant de puissance que l'acide phénique. La benzine étant très-volatile, il faut, pour juger son action, la placer dans un vase clos, ou bien en ajouter à mesure qu'elle s'évapore; sans cette précaution, elle se volatilise, et la substance expérimentée se trouve abandonnée à elle-même, alors la fermentation s'établit.

Quant à la naphtaline, les expériences que j'ai rapportées plus haut démontrent que son action dans les fermentations est presque nulle.

M. — *Expériences comparatives sur la désinfection (acide phénique, benzine, naphtaline).*

Ces expériences ont été faites sur les mêmes liquides putréfiés qui ont été soumis à l'action du Coaltar saponiné. (V. expér. E, F, G, H. Je rapporterai seulement les résultats.)

L'acide phénique a désinfecté instantanément tous ces liquides en leur substituant son odeur.

La benzine a fait disparaître leur mauvaise odeur et leur a substitué la sienne, qui, comme on le sait, est très-pénétrante.

La naphtaline a diminué la mauvaise odeur dans une

grande proportion ; mais elle ne l'a pas fait disparaître complétement.

Ces expériences démontrent que dans la désinfection ce n'est pas seulement l'acide phénique qui agit ; la benzine et la naphtaline ont aussi une très-grande part, surtout la benzine, dans l'action désinfectante.

M. Bouchardat, si bon juge de l'action des médicaments, a vérifié la puissante action désinfectante de l'acide phénique. Il dit dans son *Annuaire de thérapeutique* pour 1860, page 295 : « Je suis convaincu qu'on l'em-« ploiera au lieu de goudron de houille, dont la composi-« tion et les effets sont très-variables. J'estime qu'il n'en « faudrait pas ajouter une partie sur 1,000 de plâtre ou de « farine pour obtenir une poudre désinfectante. »

J'ai fait des expériences avec de l'émulsion d'acide phénique au millième qui confirment cette manière de voir. Quand M. Bouchardat aura reconnu les avantages de la Saponine pour émulsionner l'acide phénique, je ne doute pas qu'il ne préfère une émulsion de cet acide aux mélanges de plâtre ou de farine dont il parle. Les poudres, quelles qu'elles soient, ont toujours de sérieux inconvénients dans la pratique, c'est de salir et d'adhérer aux objets avec lesquels on les met en contact. C'est à cet inconvénient qu'est dû l'abandon de la poudre de charbon, qui, comme on le sait, est un excellent désinfectant.

N. — *Expérience sur l'hydrosulfate d'ammoniaque avec l'émulsion d'acide phénique saponiné.*

L'hydrosulfate d'ammoniaque existant dans presque tous les produits de la fermentation putride, j'ai fait une expé-rience directe pour mieux juger l'effet de l'acide phénique.

Une solution de ce sel infect a été traitée par un peu d'é-

mulsion d'acide phénique. La décomposition a été instantanée, avec un dégagement d'hydrogène sulfuré et d'ammoniaque et précipitation de soufre.

Cette expérience fera modifier l'opinion des savants qui
pensent que dans la désinfection par le goudron il y a seulement substitution d'odeur.

O. — *Expériences négatives.*

Les odeurs du musc, de la valériane, de l'acide succinique et de l'acide butyrique sont masquées au moment où le
mélange de Coaltar saponiné, de l'acide phénique et de la
benzine avec ces différentes substances est opéré. Mais l'o-
deur propre à chacune d'elles ne tarde pas à dominer. Il
est probable que beaucoup d'autres substances sont dans le
même cas.

Toutes les expériences que je viens de rapporter me permettent de traiter la question suivante :

Quel est le mode d'action du Coaltar saponiné ?

La saponine ne possède aucune propriété désinfectante
ni conservatrice. C'est comme agent émulsif, adoucissant et
détersif qu'elle agit.

L'alcool ajoute sa propriété excitante pour les plaies et
une faible action conservatrice.

La petite quantité de charbon qu'il contient a aussi une
très-minime part dans la désinfection et dans la conservation.

Je n'ai pas pu étudier les effets de l'aniline, du cumène
et du toluène, n'en n'ayant pas à ma disposition. Mais les
propriétés connues de ces substances et leur faible quantité
dans cette préparation permettent de les négliger. Il en est
de même pour l'ammoniaque qui existe à l'état de combinaison.

Ce sont donc surtout l'acide phénique, la benzine et la naphtaline, qui composent en grande partie le goudron minéral, qui méritent toute l'attention.

Mes expériences démontrent que ces trois substances possèdent des propriétés désinfectantes énergiques ; que l'acide phénique et la benzine seules arrêtent d'une manière complète les fermentations alcoolique et putride.

Ainsi donc, désinfection et arrêt des fermentations, telles sont les deux propriétés principales du Coaltar saponiné.

Une troisième propriété importante, qui me paraît être la cause de l'arrêt des fermentations, c'est l'action toxique qu'il exerce avec énergie sur les végétaux et sur les animaux inférieurs.

Quant à son action favorable sur les tissus, pour hâter leur cicatrisation, cet effet, comme je l'ai déjà dit, me paraît être le résultat de la désinfection et de l'arrêt de la fermentation du pus.

Les maladies parasitaires doivent leur guérison à son action toxique sur les parasites.

Comme on le voit, ces actions secondaires tiennent aux propriétés fondamentales que je reconnais au Coaltar saponiné.

Examinons maintenant son mode d'action dans la désinfection et dans l'arrêt des fermentations.

Action du Coaltar saponiné dans la désinfection.

La mauvaise odeur, dans la désinfection, est-elle masquée ou détruite ? J'ai démontré pour le musc, la valériane, l'acide succinique et l'acide butyrique qu'elle est masquée au moment où on opère le mélange ; mais l'odeur propre à ces substances ne tarde pas à reparaître et à dominer. Il est probable que d'autres odeurs pénétrantes sont dans le même cas. Mais je crois avoir démontré que dans la plupart des liquides et des solides putréfiés, sur lesquels mes expériences ont été faites, la mauvaise odeur a été détruite.

J'ai démontré que l'hydrosulfate d'ammoniaque qui existe dans presque tous les produits de putréfaction est instantanément décomposé par l'acide phénique. C'est donc la source la plus commune de fétidité qui disparaît par cette décomposition.

J'ai dit (*Hist. naturelle*) que les viscères abdominaux qui avaient macéré dans l'émulsion ne laissaient plus la moindre trace de leur odeur repoussante aux mains qui les manient pendant plusieurs heures. Cette odeur a donc disparu, puisque ordinairement elle persiste quelquefois pendant plus de vingt-quatre heures, malgré les ablutions de toute espèce employées pour s'en débarrasser.

Le dégagement lent de mauvaise odeur que j'ai observé (V. expér. E, F, G) peut s'expliquer par une décomposition d'un composé odorant qui serait chassé par le Coaltar. L'intervention de l'air n'est peut-être nécessaire que comme véhicule pour enlever la mauvaise odeur. Mais il n'est pas impossible, il est même vraisemblable qu'au milieu de métamorphoses incessantes que l'on observe dans les fermentations putrides, en présence d'un composé comme le goudron qui se transforme si facilement, une nouvelle combinaison ait lieu.

Ceci admis, un autre point reste à éclaircir.

Pourquoi la fétidité ne reparaît-elle pas lorsqu'elle a été détruite ?

Je vais essayer de donner l'explication de ce point important. Cela me conduit à poser la question suivante :

*Quelle est l'action du Coaltar saponiné dans l'arrêt des
fermentations ?*

J'ai démontré par des expériences variées que le Coaltar
saponiné empêche la fermentation alcoolique et la fermentation putride. J'ai aussi démontré que l'acide phénique et
la benzine jouent le principal rôle dans cette action.

Essayons maintenant de faire plus.

Examinons comment ces substances agissent pour empêcher les fermentations.

L'acide phénique coagule l'albumine. On admet généralement qu'elle joue le rôle de ferment.

Reichenbach, qui a reconnu cette même action à la créo-
sote, pense que c'est à elle qu'elle doit sa propriété de conserver les viandes. Cette explication est insuffisante, puisque
l'albumine coagulée peut elle-même passer à la fermentation
putride. D'un autre côté, la benzine, qui ne la coagule pas,
empêche aussi la fermentation putride. Il faut donc rechercher ailleurs pour expliquer l'action de ces substances.
Cette question est assez importante pour que je m'y arrête
un instant.

Pour qu'une fermentation ait lieu, l'air atmosphérique,
l'eau et une certaine température sont indispensables. Ce
point est reconnu par tous les savants. Mais ce qui est encore en question, c'est de savoir si c'est l'oxygène de l'air
qui provoque la décomposition ; ou bien si ce sont des
germes (infusoires, moisissures, etc.) qui en sont la cause.
De là deux opinions. La première attribue à l'oxygène de
l'air les phénomènes de décomposition et accepte comme
accessoire l'influence des germes.

Dans l'autre opinion, représentée par Schwann, Ure,
Helmholtz, etc., ce seraient les germes et non l'oxygène qui

seraient le *primum movens* des phénomènes de fermentation et de putréfaction.

On sait que l'eau la plus pure et l'air ne sont jamais exempts de ces germes. On sait aussi que les infusoires se multiplient avec une prodigieuse rapidité dans les matières en putréfaction. Ce serait en se développant aux dépens de ces matières qu'ils provoqueraient leur altération.

Cette opinion est fondée sur les faits suivants :

Lorsqu'on chauffe un ballon contenant de la viande et de l'eau, de manière à chasser tout l'air par l'ébullition, et qu'on n'y fait arriver que de l'air obligé de traverser d'abord un tube chauffé au rouge, la viande ne se putréfie pas. Elle se conserve parfaitement pendant quelques semaines, même pendant les chaleurs de l'été. On obtient le même résultat avec le moût de raisin, qui ne fermente pas dans ces conditions. Dans ces circonstances, il ne se produit ni infusoires, ni moisissures. Plusieurs autres expériences viennent d'être faites par M. Pasteur qui confirment celles que je viens de rapporter.

On a opposé à ces faits ceux de Schrooder et de Th. V. Dusch, qui ont obtenu la putréfaction du lait et de la viande dans l'air tamisé ; seulement, ils n'ont pas trouvé d'infusoires ni de moisissures dans les produits de la putréfaction. M. Pasteur vient de répéter cette expérience. Il a reconnu qu'il fallait que le lait fût soumis à une température de 110 à 112 degrés pour détruire les germes. Le lait qui a été soumis à cette température, et qui est mis en contact avec de l'air tamisé, ne fermente plus.

J'ai démontré l'action du Coaltar et de ses composants sur les insectes et sur les moisissures. J'ai démontré aussi que les animaux injectés avec le Coaltar saponiné, non-seulement sont désinfectés, mais que les moisissures sont détruites et ne se développent plus en sa présence.

Ces faits me font penser que c'est à sa propriété toxique sur les végétaux et sur les animaux inférieurs que le Coaltar doit de prévenir et d'arrêter les fermentations. L'opinion de Schwann et de plusieurs autres physiologistes, et qui vient de recevoir un grand appui de M. Pasteur, me paraît vraie.

Le Coaltar tue les germes qui, dans les liquides et dans les solides, sont la cause de la putréfaction. Tous ceux que l'air apporte à ces matières subissent le même sort, et la décomposition est impossible.

Si c'est l'oxygène qui, par une oxydation, produit la décomposition, pourquoi le goudron, si facilement attaqué par cet élément de l'air et les substances qu'il conserve si bien, sont-elles respectées par lui ?

Pourquoi ce même oxygène ne produit-il pas de décomposition dans les matières exposées à une température au-dessous de zéro, ni dans celles qui sont à l'état de siccité ?

A ces questions on ne peut rien répondre, tandis qu'avec mon explication tout est possible.

Les fonctions des infusoires et des autres germes sont suspendues dans une température au-dessous de zéro et dans les matières desséchées, voilà pourquoi la fermentation n'a pas lieu dans ces circonstances.

Le Coaltar détruit les germes et les infusoires, voilà pourquoi les fermentations alcoolique et putride que ces germes produisent sont arrêtées ;

Le Coaltar conserve les matières végétales et animales, parce que les germes que l'air ou l'eau déposent sur les substances qui en sont imprégnés meurent aussitôt qu'ils sont déposés et par là sont réduits à l'impuissance.

Je crois qu'il est difficile, dans une question de cette nature, de démontrer plus clairement la vérité

Ici se terminent mes recherches sur le Coaltar.

Les faits contenus dans ce Mémoire feront faire un grand
pas à l'histoire de cette substance. La préparation de M. Le
Beuf permettant de l'appliquer partout, je ne doute pas que
de nouvelles recherches n'amènent de nouveaux et importants résultats. Jusqu'à présent le Coaltar saponiné pour la
thérapeutique n'a été appliqué qu'à l'extérieur. Il est probable qu'à l'intérieur il pourra rendre de bons services.
Pour ces applications, je recommande d'agir avec prudence
pour les doses. Sa propriété toxique sur un grand nombre
d'animaux inférieurs et sur les plantes doit toujours être
présente à l'esprit des expérimentateurs. Pour que les chirurgiens n'aient pas de mécomptes dans son emploi à l'extérieur, je recommanderai aussi de chercher à attaquer
le foyer de la suppuration. Il est possible que, dans les
abcès par congestion, une certaine quantité de pus séjourne
et que la direction du trajet fistuleux ne permette pas d'arriver sur l'os malade. Ces deux considérations pourraient
bien faire, le point de départ de la suppuration n'étant pas
atteint, que l'on obtienne des résultats incomplets. Il faut
donc s'attacher à vider le foyer et à faire arriver le médicament sur l'os malade. Il ne faut pas oublier que, dans les
grandes chaleurs, la fermentation s'établit rapidement ; que
la sécrétion abondante qui a lieu à chaque instant lui four-
nit de nouveaux aliments. Pour la prévenir, il faut renouveler les pansements et maintenir dans le foyer un peu d'é-
mulsion de Coaltar et sur son orifice un assez gros plumasseau de charpie imbibée de ce médicament. Il ne faut pas
oublier que la cause de la fermentation est dans l'atmosphère et que le Coaltar la détruit. L'air peut pénétrer dans
la lésion dès qu'il a traversé le Coaltar ; si celui-ci est en
quantité suffisante, son action fermentescible n'est plus à
craindre.

C'est sur cette propriété du Coaltar d'arrêter et de prévenir les fermentations que je ne saurais assez appeler l'attention de mes confrères. Le typhus, la peste, la fièvre typhoïde, la variole, la scarlatine, la rougeole, le choléra, la fièvre puerpérale et d'autres maladies reconnaissent probablement pour cause un ferment. Peut-être trouvera-t-on dans ce moyen un médicament utile pour les combattre. Nous ne connaissons pas la cause intime de l'inflammation. Il se peut qu'elle soit le résultat d'une fermentation ; ce que j'ai dit précédemment sur la formation du pus me paraît donner une grande force à cette opinion. — Malgré tout ce qu'on a dit récemment contre les chimiâtres, je pense que tout l'avenir de la pathologie est dans les idées qu'ils ont émises. Elles ne sont évidemment que des jalons qui attendent des travailleurs ; mais en cherchant dans cette voie, on peut faire une découverte qui éclaire tout d'un coup plusieurs des questions qui dominent la médecine et lui donne le degré de certitude des autres sciences.

Que l'on compare la chimie d'aujourd'hui à ce qu'elle était avant Lavoisier ! Qu'a-t-il fallu pour renouveler cette science ? Une seule chose : c'est la découverte de la composition chimique de l'air !

Ne voyons-nous pas la pathologie cutanée faire un pas immense par la découverte d'un de nos savants confrères, M. Bazin, qui a démontré que plusieurs maladies de la peau étaient dues à des parasites. Que n'a-t-on pas dit et écrit sur la nature de ces affections ! et les traitements ! Que faut-il aujourd'hui pour les guérir ? Détruire le parasite. Ne sait-on pas que, dans le muguet, les plaques d'aspect pseudomembraneux sont formées en grande partie par les spores et les filaments tubuleux d'un végétal (l'*Oïdium albicans*)!

Les médecins admettent qu'un certain nombre de maladies sont engendrées par des miasmes. Eh bien, qu'est-ce qu'un miasme ? Ce n'est autre chose qu'une matière organique putride, un véritable ferment en suspension dans l'air et qui s'introduit dans le sang par les voies pulmonaires, le sang une fois altéré par les miasmes devient ferment à son tour. (Gehrardt.)

Puisque les ferments paraissent être les infusoires et les végétaux microscopiques qui existent en abondance dans l'air atmosphérique, et que le Coaltar saponiné les détruit, que les médecins n'oublient pas cette précieuse propriété. Peut-être qu'elle leur permettra de faire des découvertes importantes et de rendre de grands services à l'humanité.

P. S. Mon travail était sous presse lorsque M. Bobeuf a écrit à l'Académie des sciences, pour réclamer la priorité sur MM. Corne et Desmaux et sur moi, pour l'emploi du produit du goudron minéral pour désinfecter les matières animales.

Il est fâcheux que M. Bobeuf n'ait pas attendu la publication de mon Mémoire pour en prendre connaissance. Il aurait pu s'assurer que je m'efforce de rendre justice à tous ceux qui se sont occupés des applications du Coaltar comme désinfectant. Si M. Bobeuf avait lu Liébig, édit., de 1844. Gehrardt, 1854, et un exellent travail (loc. cit.) de M. Parisel, il est probable qu'il n'aurait pas réclamé une priorité à laquelle il ne me paraît avoir aucun droit.

Caen. — Imprimerie E. Poisson.